痛み取りのカリスマ治療家が

わかりやすく教える
症状改善への最短経路

図解 今すぐ治せる!

# 変形性膝関節症・ひざ痛

へんけいせいひざかんせつしょう・ひざつう

さかいクリニックグループ代表
酒井慎太郎

Gakken

# 変形性膝関節症《へんけいせいしつかんせつしょう》などによるひざの痛み・動かしづらさは簡単に楽に最短で治せる！

テレビコマーシャルや通販番組などのキャッチコピーにだまされないで！
ひざ痛の原因は「軟骨のすり減り」だけではありません！

骨・関節・組織を
本来あるべき状態に戻して
痛みを消す
即効ストレッチを紹介！

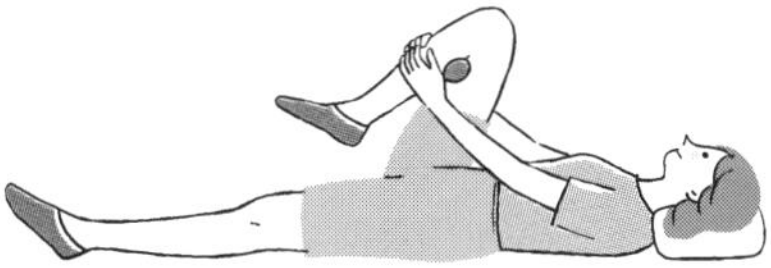

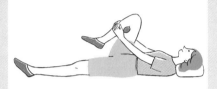

ひざの痛み・
動かしづらさの
「ほんとうの原因」を
図解でわかりやすく解説！

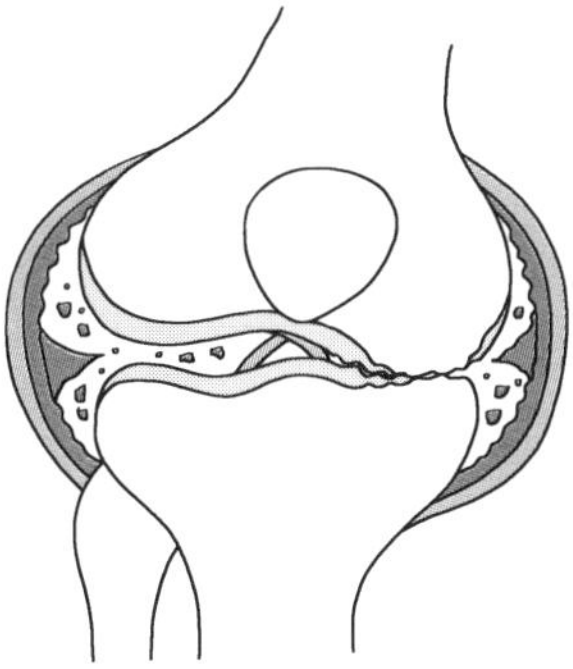

自分の症状に合わせて
無理なくできる！
筋トレも注射もいらない
画期的なひざ痛対策!!

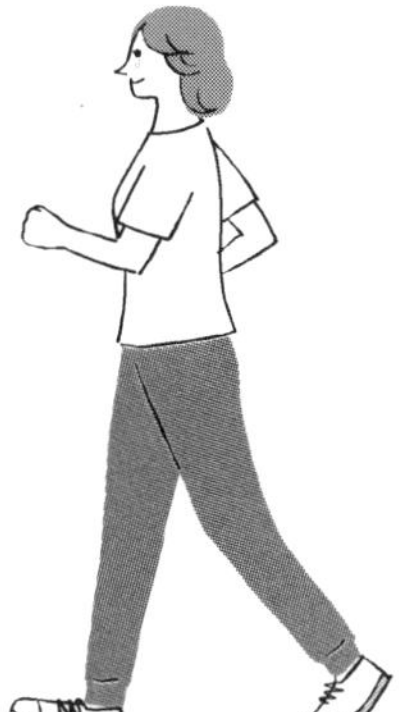

暮らしの中の「痛い」
「つらい」を最小限にして
不調解消をサポートする
「新生活習慣」も伝授！

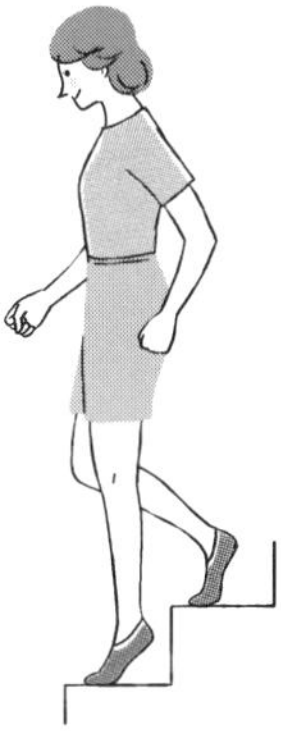

# あなたも、こんな不調に悩まされていませんか？

- ひざ周りや「お皿の骨」の上下など、ひざのあちこちが痛い
- 屈伸すると、ひざから「ポキッ」と音がする
- ひざ周りに「固まる感じ」や、「フワフワした感じ」がある
- 階段を昇るときや、降りるとき、あるいは、どちらの場合もひざが痛い
- 「イスに座っている時間が長い」「正座をよくする」など、日常的にひざを曲げて生活しがちである

☑ ひざを真っすぐに伸ばしづらくなった

☑ 整形外科や病院では「異常なし」と言われたが、ひざの違和感が確かにある

☑ ひざの不調が現れる前から、腰痛や首痛を感じていた

☑ O脚、またはO脚ぎみである

☑ ひざの裏がぷっくりと盛り上がっている

☑ ひざが腫れたり、熱を帯びたりすることがある

**1つでも当てはまる項目があった人は、本書でご紹介する「究極のセルフケア法」をぜひ活用してください！**

# あなたのひざ痛のほんとうの原因を知れば、変形性膝関節症でも「痛み」を手放せる！

変形性膝関節症とは、ひざ関節の軟骨の質が低下し、少しずつすり減る病気です。推定患者数は１８００万人いるとも言われています。

そのため、「ひざ痛の９割は変形性膝関節症が原因」と思っている人もいるようですが、それは間違った認識です。

確かに、変形性膝関節症はひざ痛の原因になります。ただ、**変形性膝関節症が「100%の原因」でひざが痛むケースは、実のところ9割どころか1~2割程度**（詳細は25ページ参照）で、「かなり進行した重度の変形性膝関節症」の人くらいなのです。

ですから、すでに変形性膝関節症の診断を受けている人も、「私のひざ痛も変形性膝関節症のせいだろう」と思い込んでいる人も、ひざ痛の原因が変形性膝関節症ではないケースが非常に多いということなのです。

こう聞くと、「じゃあ、私の場合はどうなの？」と感じた人は多いでしょう。そんなあなたは、**左ページにある動きで、ご自分のひざをチェックしてみてください。**

立ち上がるときや歩き始めなど、
なにかの動作を始めるときには
必ずひざが痛くなりますか？

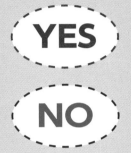

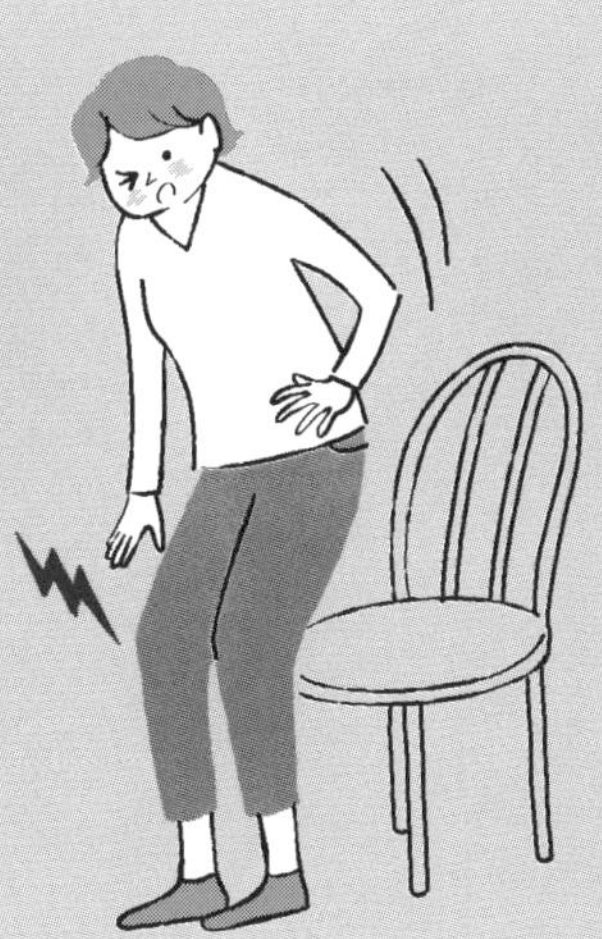

YES

NO

その場で軽くジャンプすると、
ひざに激痛を感じますか？

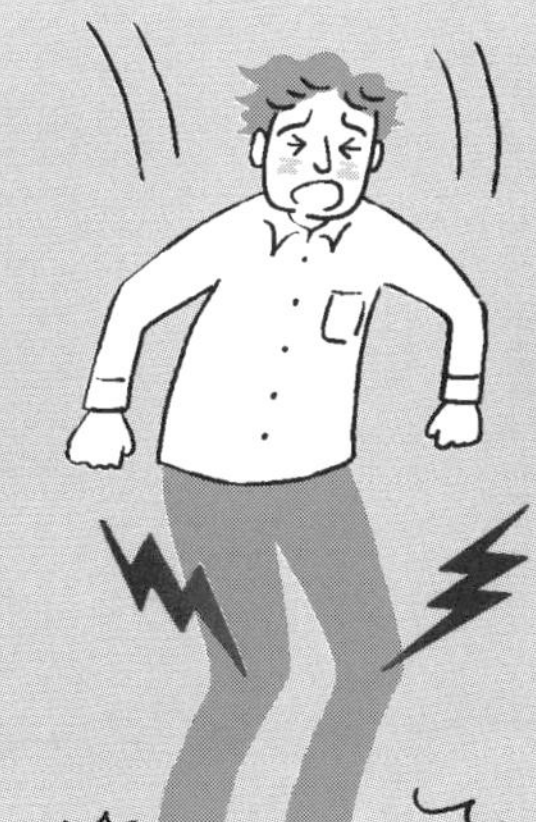

YES

NO

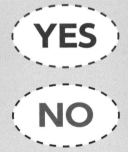

## 2つとも「YES」に当てはまる人は
## 変形性膝関節症の可能性大！

# 大丈夫！　画期的＆簡単ストレッチで不調はよくなります

変形性膝関節症だけがひざ痛の原因ではないことが、前ページの内容でわかっていただけたのではないでしょうか。２つの動作チェックの結果でいえば、1つでも「NO」に当てはまる人が大多数だと思います。

**では、あなたのひざ痛の「ほんとうの原因」はなんなのか――。**

その点について、わかりやすくご説明していきます。そして、いくつかある「ほんとうの原因」に対して、誰でも簡単に問題を解消できるストレッチをご紹介します。

また、本書を読んでくださっている人の中には、**「ひざの痛み」**とともに**「ひざの動かしづらさ」**を感じている人も少なくないはずです。これからご紹介するストレッチは、そうした「ひざ周りの2大トラブル」を解決するうえで、きわめて有効な手段になります。

例えば、本書でご紹介するテニスボールを使って行うストレッチは、**当院の患者さんの99％に不調の改善・解消効果があった「関節包内矯正」という治療法を、誰でもすぐ実践できるように考案したものです。**

ほかのストレッチも、ひざ周りの2大トラブルが現れるメカニズムをふまえたうえで、それらのほんとうの原因をとても効率的に取り除けるものばかりです。

そうした画期的かつ簡単なストレッチだからこそ、**「もうよくならないかも」とあきらめていた不調がスムーズに改善・解消し、再発を防ぐこともできるのです。**

今、このページを読んでくださっている人の中には、整形外科などで医師から変形性膝関節症と診断された人が多いと思います。でも、医師らの指導どおりに筋トレに励んだり、**痛み止めの薬（消炎鎮痛薬の飲み薬・貼り薬・塗り薬など）を使ったり、定期的にヒアルロン酸注射や水抜きなどを受けたりしても、ひざ痛があまりよくならなかったのではないでしょうか。**

そうした経験のある人ほど、トラブルのほんとうの原因に直接アプローチして、自力で不調を解消する本書のセルフケア法をぜひ試してみてください。

# 図解 今すぐ治せる! 変形性膝関節症・ひざ痛／目次

プロローグ



第1章

## ひざ痛のメカニズムと「痛みの3大原因」

第2章

# ひざの痛みを自分で治す！簡単ストレッチ&特効ケア

## 第3章 ひざの痛みと動かしづらさを完全克服するための「11の新生活習慣」

第4章

## よくある疑問を完全解消！ひざの不調対策Q&A

第1章

SAKAI'S METHOD

# ひざ痛のメカニズムと「痛みの3大原因」

FOR KNEE PAIN

# 変形性膝関節症になったときに
# ひざが痛くなるメカニズム

変形性膝関節症《へんけいせいひざかんせつしょう》とは、ひざの関節を構成している骨・軟骨（関節軟骨）・半月板などの組織（21ページ参照）が、長年の「悪い姿勢」や「運動不足」、「加齢」などによって変形・変性してしまい、痛みが発生したり、可動域（動かせる範囲）に制限が出たりする病気です。

その発生メカニズムと症状が進行する流れは、次のとおりです。

**❶ひざの関節内の隙間、特に内側のスペースが狭くなる**

⬇

**❷軟骨や半月板の弾力性が低下し、次第にすり減ってクッション機能が損われて動きが悪くなる**

⬇

**❸軟骨や半月板が磨耗し、そのかけらが滑膜《かつまく》（20ページ参照）を刺激して炎症を起こし、痛みが発生する**

**⬅**

**❹関節包《かんせつほう》内の関節液（20ページ参照）が一定の量を保てずにたまり、ひざが腫れたり、熱を帯びたりする**

**⬅**

**❺軟骨や半月板がほぼなくなり、太ももの骨（大腿骨《だいたいこつ》）とすねの骨（脛骨《けいこつ》）の骨どうし（それぞれの関節軟骨を下から支える軟骨下骨どうし）が直接ぶつかるようになって、痛みが増幅する**

**⬅**

**❻骨の一部が変形してトゲ状の突起（骨棘《こっきょく》）ができたり、骨の表面に小さな穴（骨嚢胞《こつのうほう》）ができたりして、さらに激しい痛みに襲われる**

また、ほとんどの変形性膝関節症は、ひざの内側から異常が発生します。そのため、最初の頃は、ひざの内側から痛みを感じるケースが多いという傾向があります。

## 健康な人のひざ

健康な人のひざは、「軟骨（関節軟骨）」や「半月板《はんげつばん》」はもちろん、ひざ関節全体を覆っている「袋状の膜」である「関節包《かんせつほう》」や、関節包の内側全体にある「滑膜《かつまく》」、「関節液（滑液《かつえき》）」などの組織·成分がうまく機能し合っています。

**■関節包**

ひざの動きに合わせて柔軟に伸び縮みし、内部は関節液で満たされている。

**■滑膜**

関節液を分泌・吸収する機能がある。

**■関節液（滑液）**

関節包の滑膜から作り出され、軟骨に栄養や酸素を与える。関節の滑らかな動きをサポートする「潤滑油」の役目も果たす。

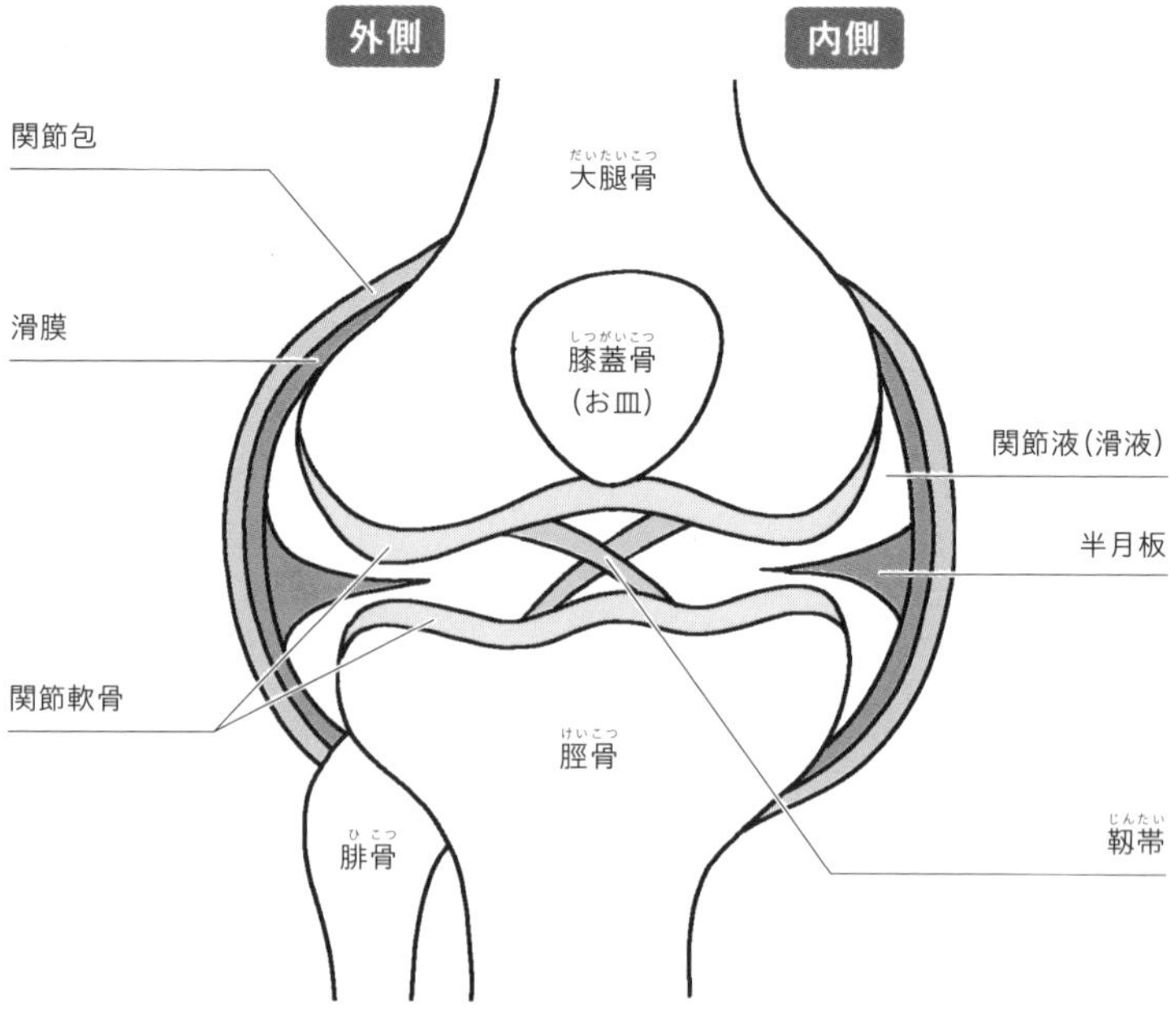


※イラストは右脚

# 変形性膝関節症の人のひざ

変形性膝関節症の人のひざでは、「軟骨（関節軟骨）」と「半月板」という組織に大きなトラブルが起こっています。

**■軟骨（関節軟骨）**

大腿骨の下の端・脛骨の上の端・膝蓋骨の内側の表面を3～5mmの厚さで覆っていて、「クッションのように負荷や衝撃を吸収する」「骨（軟骨下骨）どうしが直接ぶつかるのを防ぐ」「関節を滑らかに動かす」などの役割がある。

**■半月板**

大腿骨と脛骨の間にある組織で、体重の負荷・地面からの衝撃を吸収するほか、ひざ関節を安定させたり、力の方向性を定めたりする働きがある。

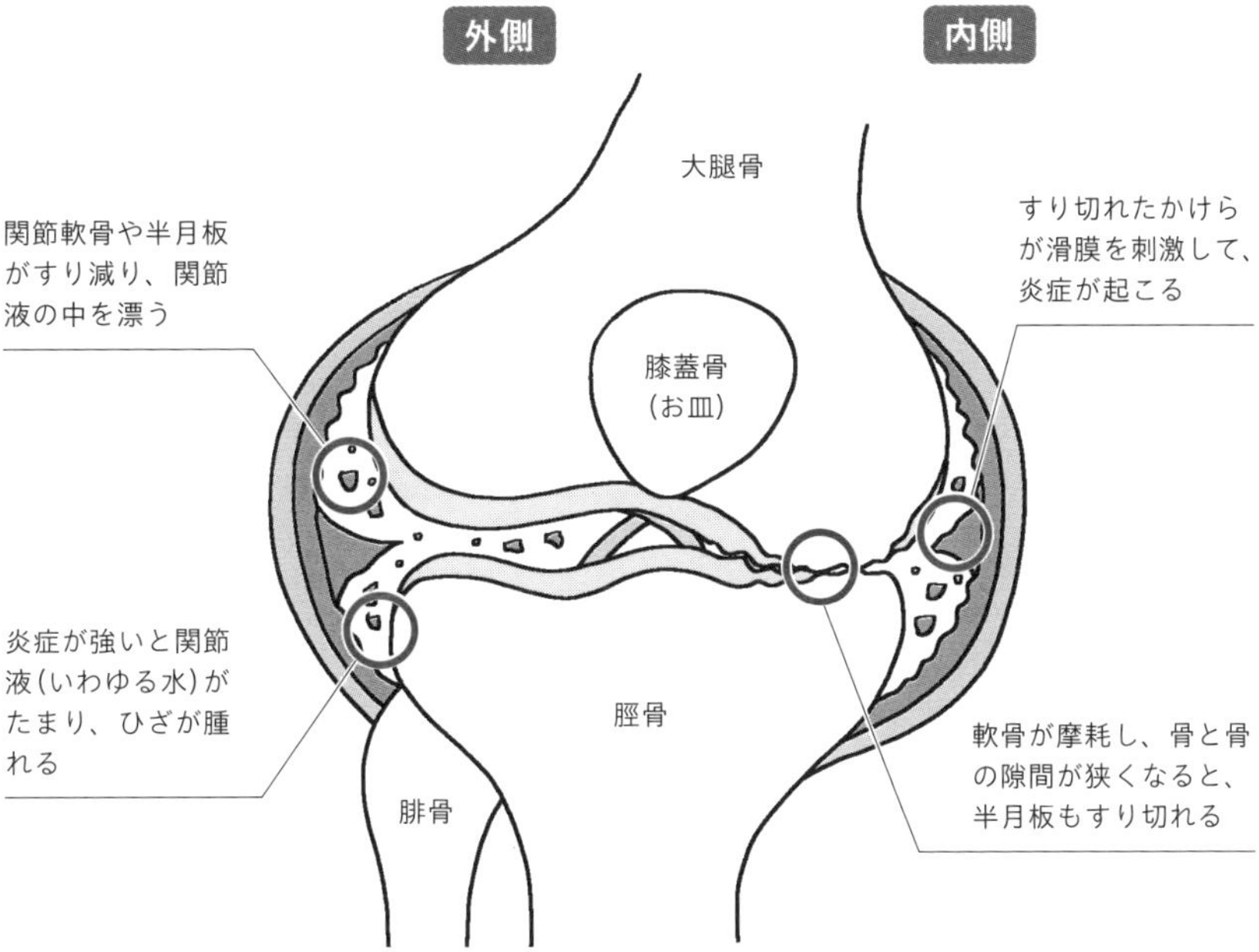
外側
内側
大腿骨
関節軟骨や半月板がすり減り、関節液の中を漂う
すり切れたかけらが滑膜を刺激して、炎症が起こる
膝蓋骨（お皿）
炎症が強いと関節液（いわゆる水）がたまり、ひざが腫れる
脛骨
軟骨が摩耗し、骨と骨の隙間が狭くなると、半月板もすり切れる
腓骨

※イラストは右脚

## 〝軟骨のすり減りが痛みの原因〟は「間違った思い込み」です!

あなたは、健康食品や、サプリメントなどのテレビコマーシャルや通販番組などの印象から、**「ひざの軟骨がすり減ったことが痛みの原因」**だから、軟骨を復活させないと痛みが治まらないなどと考えていませんか?

結論を先に言うと、これは**「間違った思い込み」**です。

18ページでご説明したように、悪い姿勢や運動不足、加齢などの影響から、軟骨や半月板が徐々にすり減っていき、それに伴って変形性膝関節症が進行していくことは事実です。

しかし、それだけでひざに痛みを感じることはありません。

その理由はいたってシンプル。**軟骨という組織自体には、神経も血管も通っていないからです。**半月板についても、内側・中央の大部分には神経や血管は通っておらず、外側の縁のごく一部分に分布している程度です。

痛みを感じるようになるのは、摩耗しすり切れた軟骨や半月板のかけらが、関節を包み込んでいる関節包という膜の内側にある滑膜を刺激するようになったときからです（19ページの❸）。なぜなら、**滑膜という組織は、軟骨や半月板とは異なり、神経や血管が豊富に通っているため、痛みを感じ取るようになるからです。**

また、**「軟骨がすり減り、骨どうしがガチガチぶつかって痛む」**と考えている人もかなりいらっしゃると思います。確かに、そうした状態（19ページの❺）になれば、骨の中にある神経が刺激を受け、痛みとして感知します。

ただし、こうしたメカニズムでひざが痛み続けているケースは、**ひざ痛患者さんの1～2割程度しかいません。**プロローグでお話ししたように、「かなり進行した重度の変形性膝関節症」の人くらいで、7ページにある2つの動作チェックの結果で言えば、ともに「YES」であった人くらいです。

事実、整形外科でのX線（レントゲン）検査の画像によって、「骨どうしのぶつかり」や「ひざ関節の骨の変形」が見つかり、変形性膝関節症と診断されていても、ほとんど痛みを感じていない人も多数いらっしゃるほどなのです。

# “変形性膝関節症のイメージ”どおりのひざ痛は2割程度しかない

前ページまでの内容、つまり、**世間一般での変形性膝関節症のイメージどおりのひざ痛がそれほど多くない**ということは、意外に思われたかもしれません。

しかし、それはまぎれもない事実です。当院で数多くの患者さんに接してきた経験からはもちろんのこと、客観的な数字として顕著に現れている研究発表もあるだけに、ひざ痛を改善・解消するには決して見逃せないことなのです。

左ページの表を見てください。

ここで注目していただきたいのは、**「内側の関節裂隙《かんせつれつげき》」**と**「外側の関節裂隙」**の項目です。「関節裂隙」とは、ひざ関節を構成している太ももの骨（大腿骨）とすねの骨（脛骨）の間にある隙間のことです。

内側・外側の関節裂隙に異常が起こって痛みを感じている状況としては、2つの可能性が考えられます。1つは、ひざ関節全体を袋のように覆っている**「関節包」**が、

**本来の柔軟性を失って硬直していることで感じる痛み。**もう1つは、**骨そのものからくる痛み**で、骨どうしがぶつかっていることによる痛み（19ページの❺）や、骨の変形による痛み（19ページの❻）です。

つまり、「軟骨がすり減り、骨がガチガチぶつかって痛む」という、世間一般の人がイメージする**変形性膝関節症の痛みは、実は少ない**のです。

ひざの内側の関節裂隙で17・1％、外側の関節裂隙では7・4％なので、併せて2割程度と言っていいと思います。

## ひざ周りでトラブルの起こった組織・部位と、実際に痛みを感じた割合

| 内側の関節裂隙 | 外側の関節裂隙 | 膝蓋下脂肪体 | 半膜様筋 | 鵞《が》足《そく》 | 内側《ないそく》側副靭帯《そくふくじんたい》 | ハンター管 |
|---|---|---|---|---|---|---|
| 17.1%（平均） | 7.4%（平均） | 74.8% | 57.9% | 13.4% | 12.4% | 8.7% |

（『整形外科リハビリテーション学会学会誌 2016』を参考に作表）

※各組織については27ページ参照。「内側側副靭帯」とは、大腿骨と脛骨をひざの内側でつなぐ靭帯のこと。「ハンター管」とは、太もも内側にある筋肉に囲まれたトンネルのようなもので、内転筋管とも呼ばれる。内部には、神経（伏在神《ふくざいしん》経《けい》）や血管（大腿動脈・大腿静脈）が通っている。

# ひざ周りの「痛みの3大原因」を適切にケアすることが必要不可欠

では、ひざ痛を生み出す「ほんとうの原因」とは、いったいなんでしょう。

「痛みを発している組織」という観点から答えを明かすと、**❶膝蓋《しつがい》下《か》脂《し》肪体《ぼうたい》をはじめとした「ひざ周りの脂肪体」、❷滑膜&関節包、❸筋肉&腱《けん》・靭帯の付着部**という3つの組織に起こった異常が「痛みの3大原因」です。

そうした異常を具体的にリセットするストレッチの詳細は第2章でお話ししますが、まずは3大原因になっている組織の正体を明らかにしていきましょう。

**❶膝蓋下脂肪体をはじめとした「ひざ周りの脂肪体」**

難しい印象を受ける名称ですが、要するに、「お皿の骨（膝蓋骨）の下（膝蓋下）にある脂肪体」ということです（左ページの図参照）。

この膝蓋下脂肪体は、**ひざのお皿の骨・太ももの骨（大腿骨）・すねの骨（脛骨）**の隙間を埋めるように存在していて、本来はゼリーのように軟らかい組織です。

## 正面から見たひざ

※イラストは右脚

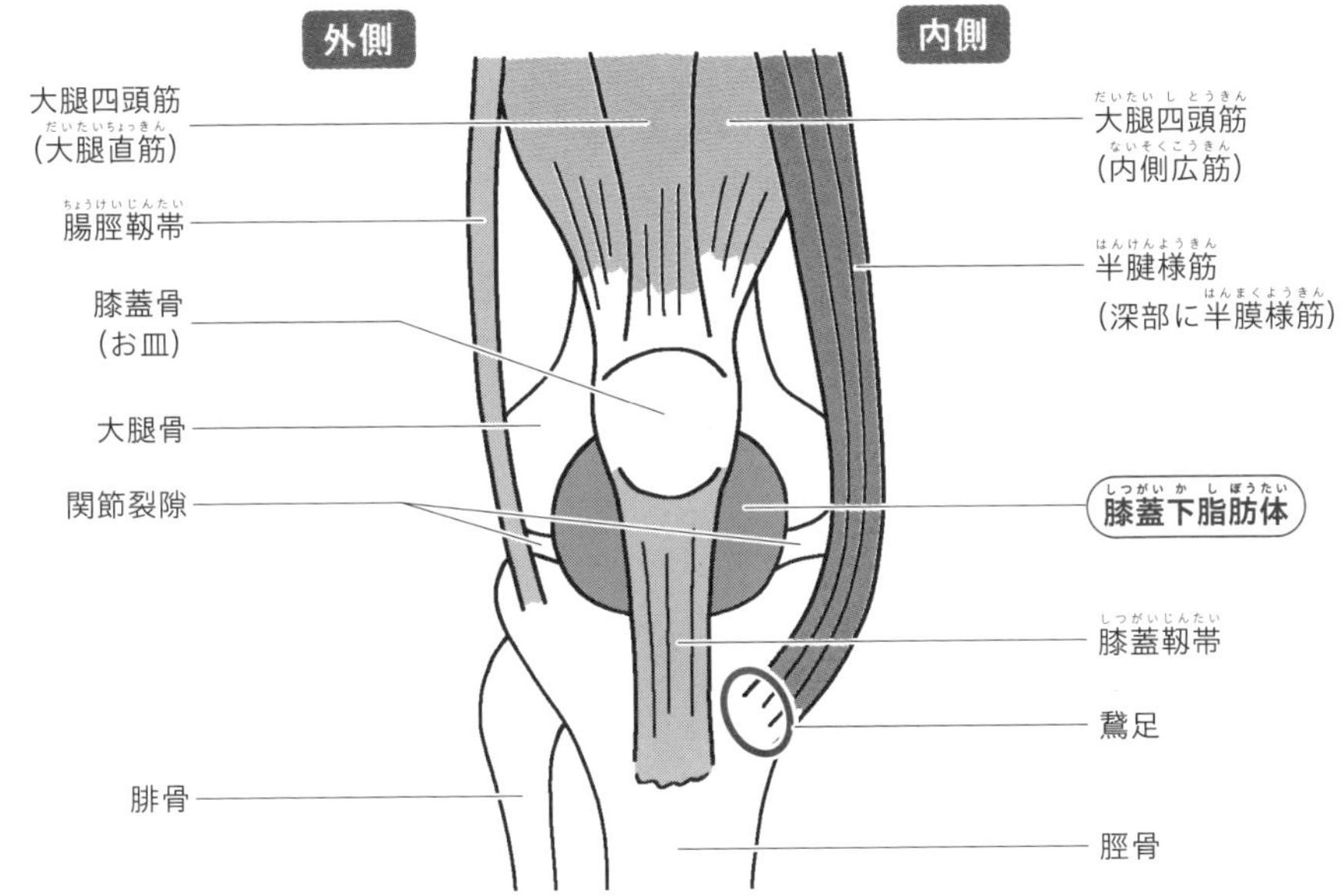


## 横(内側)から見たひざ

※イラストは右脚

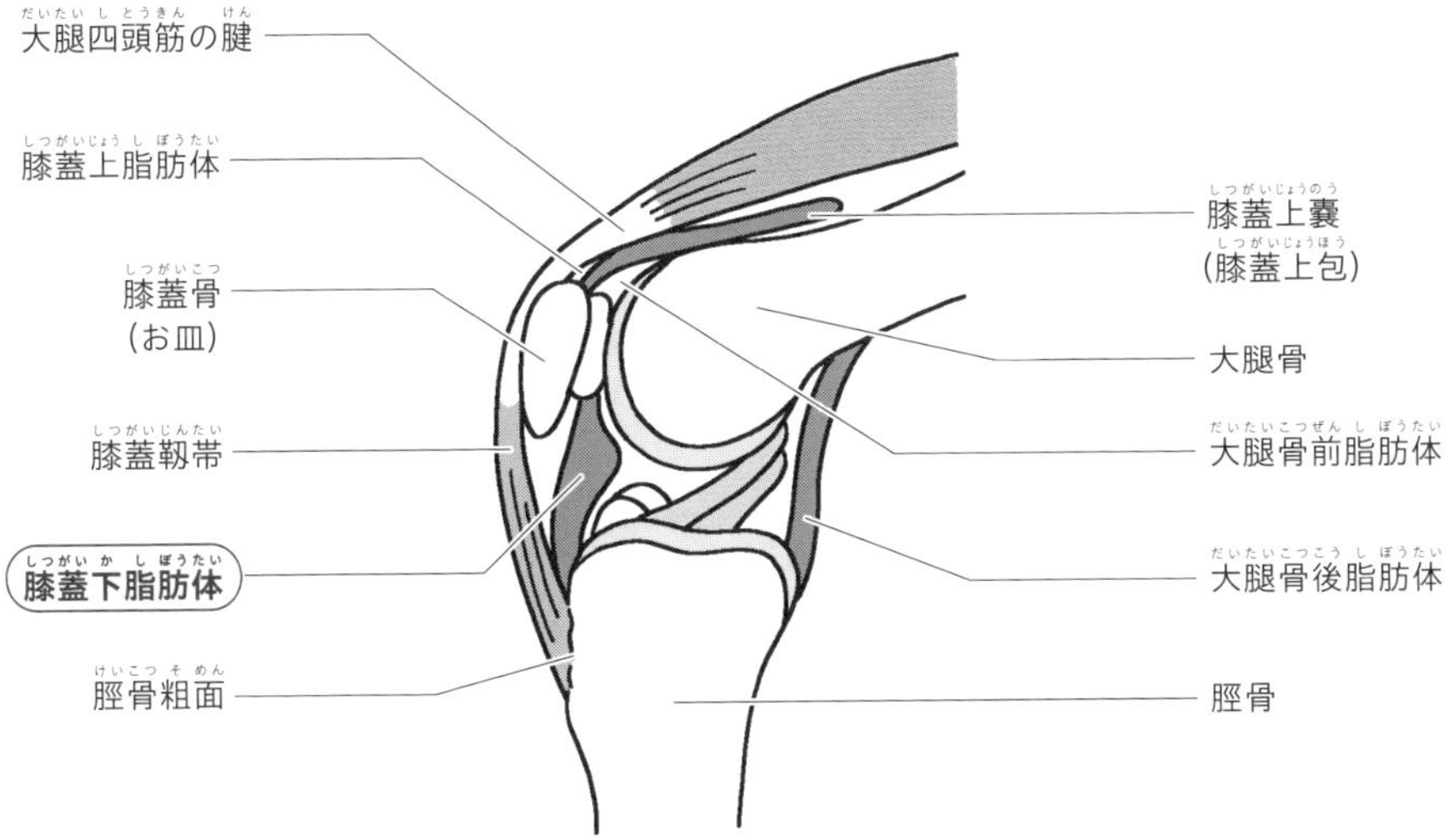

そして、「ひざを曲げると関節の中に入っていき、ひざを伸ばすと関節の外へ出てくる」といった具合に移動しながら、主に**骨・筋肉・腱（骨と筋肉をつなぐ組織）の摩擦が高まらないように機能しています。**

この**膝蓋下脂肪体こそが、「ひざ痛の最大のカギ」なのです。**先述したように、ひざの軟骨には神経が通っていません。一方、膝蓋下脂肪体には、非常に多くの神経が分布しています。そのため、本来のゼリー状だった軟らかい状態がコブのように硬くなると、その変化を神経が敏感に拾い上げ、ひざの痛みを感じるようになるのです。また、「膝蓋下脂肪体が硬くなる→スムーズな移動ができなくなる」ということは、ひざの動かしづらさや、可動域が狭くなることにもつながっています。

さらに言うと、27ページの図にあるとおり、ひざ周りには膝蓋下脂肪体のほかにも複数の脂肪体が存在しています。これらの脂肪体も、硬くなると痛みや動かしづらさを生み出しますから、注意が必要です。

### ❷滑膜&関節包

この組織も、本来の柔軟性を失って硬くなると神経が刺激され、ひざの痛みにつながります。

すでにお話ししたとおり、ひざ関節は袋状の関節包という組織で全体を包まれていて、そのすぐ内側に滑膜があります。ですから、「隣り合わせのセット」として健康な状態をキープすることが重要です。また、滑膜は関節液（滑液）を分泌・吸収しているので、硬くなるなど不健全な状態になると、いわゆる**「ひざの水」のたまり具合にも悪影響があるとも考えられます。**

### ❸筋肉＆腱・靱帯（骨と骨をつなぐ組織）の付着部

ひざ痛の3大原因の残る1つとなる、この組織も、緊張し続けたり硬直したりすると、ひざ周りの痛みを生み出します。ひざの周囲には、ひざ関節を動かしたり安定させたりするための筋肉・腱・靱帯が多数あります（27ページの図参照）。大腿直筋・内側広筋などから構成される「大腿四頭筋」、ひざのお皿の骨（膝蓋骨）に付着している「大腿四頭筋の腱」、お皿の骨とすねの骨（脛骨）をつないでいる「膝蓋靱帯」などは、代表的な筋肉・腱・靱帯です。これらが緊張・硬直すると炎症が起こりやすく、それがまた痛みを生み出すのです。

# 痛みの3大原因／その❶
# 「膝蓋下脂肪体（ひざ周りの脂肪体）」をチェック

ここからは、26ページでご説明した「ひざ痛のほんとうの原因」＝「痛みの3大原因」といえる各組織の状態をチェックしていきましょう。

各組織の状態を自分で確認する方法を知っておくことは、第2章のストレッチを実践するうえでも、ストレッチで痛みを解消した後の再発を防ぐうえでも、大いに役立ちます。**状態がどんどんよくなっているとわかれば、ストレッチ継続の後押しになります。**痛みの解消後にストレッチをお休みしているとき、もしも状態が悪くなっているとわかったら、すぐにストレッチを再開すればいいのです。

最初にご紹介するのは、複数ある「膝蓋下脂肪体（ひざ周りの脂肪体）」を、一連の流れで効率的にチェックできる方法です（左ページ参照）。

4つのポイント（①～④）を押して、痛みや硬さ、腫れを感じたら、脂肪体はあまりいい状態ではないので、第2章にあるストレッチでセルフケアをしましょう。

## 4つのポイントを押してチェック

❶片脚を台に乗せ、ひざを真っすぐに伸ばす。

❷両手の親指を使って、ひざの前面の3カ所（下のイラストの①②③）を順番に押し、「痛み」や「硬さ」を確認する。

❸両手の人差し指～薬指の指先をひざ裏に回し、❷と同様にひざ裏のポイント（下のイラストにある④）を押し、「痛み」「硬さ」「腫れ」などを確認する。

なお、両脚のひざ周りで①～④の4カ所での痛みや硬さ、腫れを確認して、左右の同じポイントでの痛み具合・硬さ具合を比較すると、違いがわかりやすい。

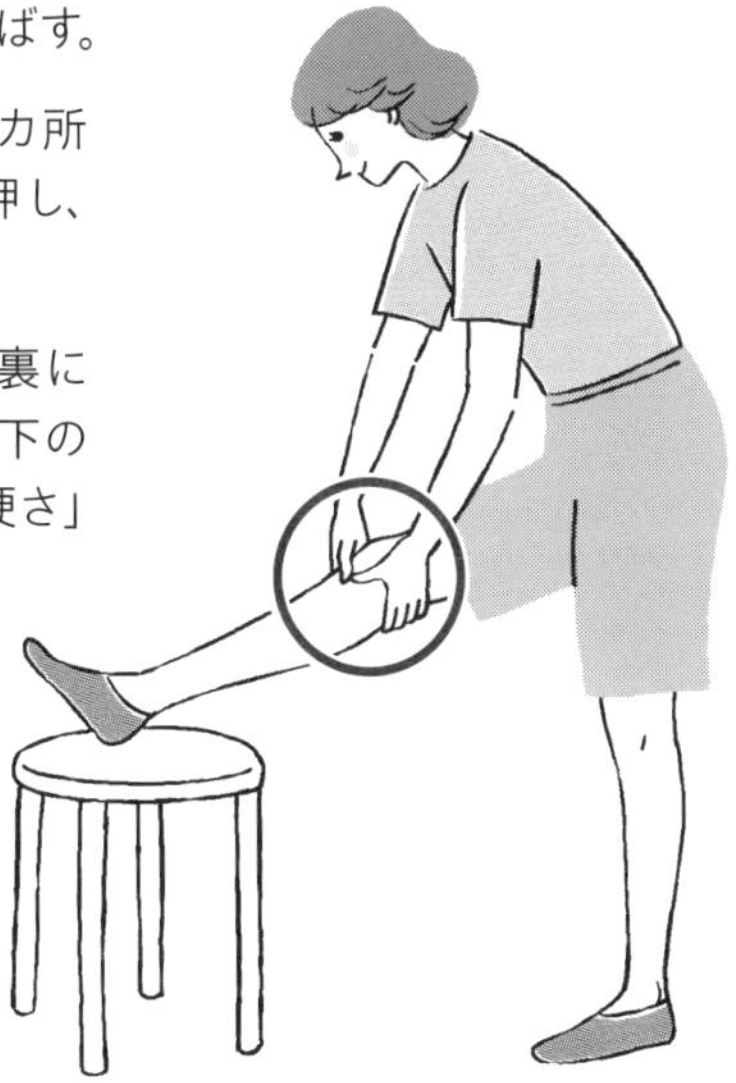

※台は、無理なく脚を乗せられる高さがあればOK。安定感のある、低めの平台やイスがお勧め

## チェックするポイントはココ！

※イラストは右脚

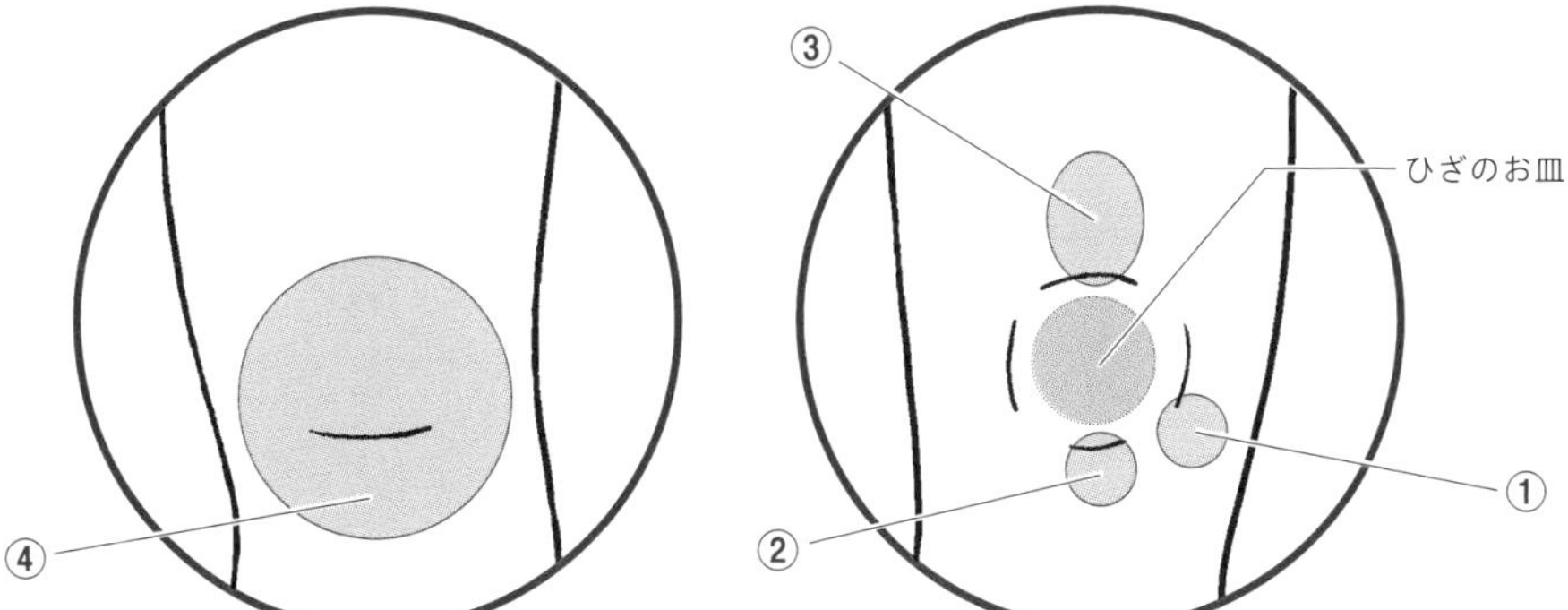


**ひざの後面**

④ひざの真裏の下のほう

※「ひざが曲がるところ」のすぐ下

**ひざの前面**

①お皿の骨のすぐ下の内側

②お皿の骨のすぐ真下

③お皿の骨のすぐ真上

# 痛みの3大原因／その❷
# 「滑膜&関節包」をチェック

一般的に、ひざの関節は「太ももの骨（大腿骨）」と「すねの骨（脛骨）」から構成されている**「大腿脛骨関節《だいたいけいこつかんせつ》」**のみと理解されているようです。

しかし、実のところは違います。この「大腿脛骨関節」のほかに**「PF関節（膝蓋《しつがい》大腿関節《だいたいかんせつ》）」**があり、ひざ関節はこれら2つの関節で構成されています。PF関節は、「お皿の骨（膝蓋骨）」と「大腿骨」から構成されています。

左ページにある2つのチェック方法では、この2つの関節それぞれの隙間から力を加えたり、さらに動きもプラスしたりして、**ひざの「少し奥のほう」にある滑膜と関節包の状態をチェックしています。**

チェックをしてみて、痛みを感じたり、ひざの曲げ伸ばしがかなりやりづらいと感じたりしたら、滑膜と関節包が硬直している可能性がかなり高いと考えてください。

## お皿の周りを押してチェック

まず、床に座って両脚を前に伸ばし、片方のひざを最大限に真っすぐに伸ばす。次に、その最大限に伸ばしたひざのお皿の骨の縁に沿うように「両手の親指の内側～人差し指の内側」を当て、上から押したときに「痛み」があるかどうか確認する。

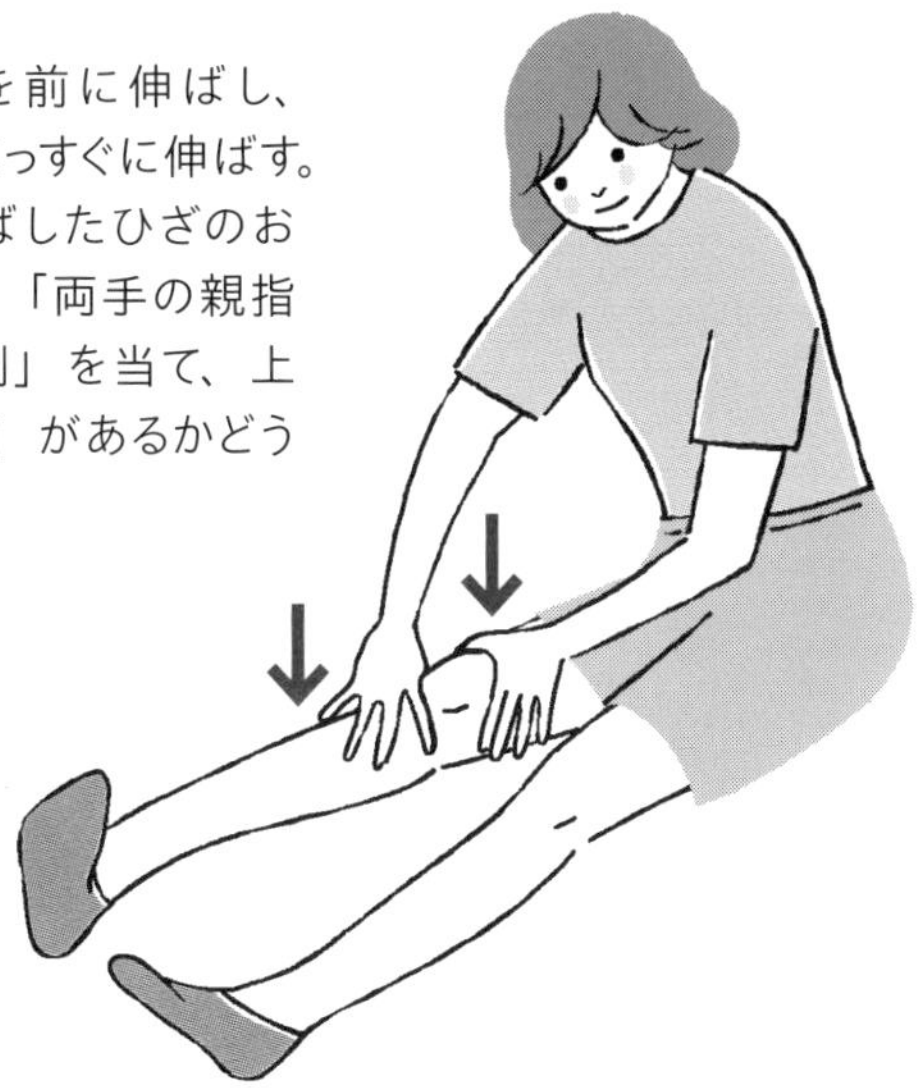

## ひざを曲げ伸ばしてチェック

まず、イスに座り、ひざの左右側面にある「少しへこんだところ」(=太ももの骨とすねの骨の接続部分にある隙間)に指先を置く。

次に、左右側面に置いた指先を少し押しながら、ひざの曲げ伸ばしを数回繰り返して、「痛み」があるかどうか確認する。

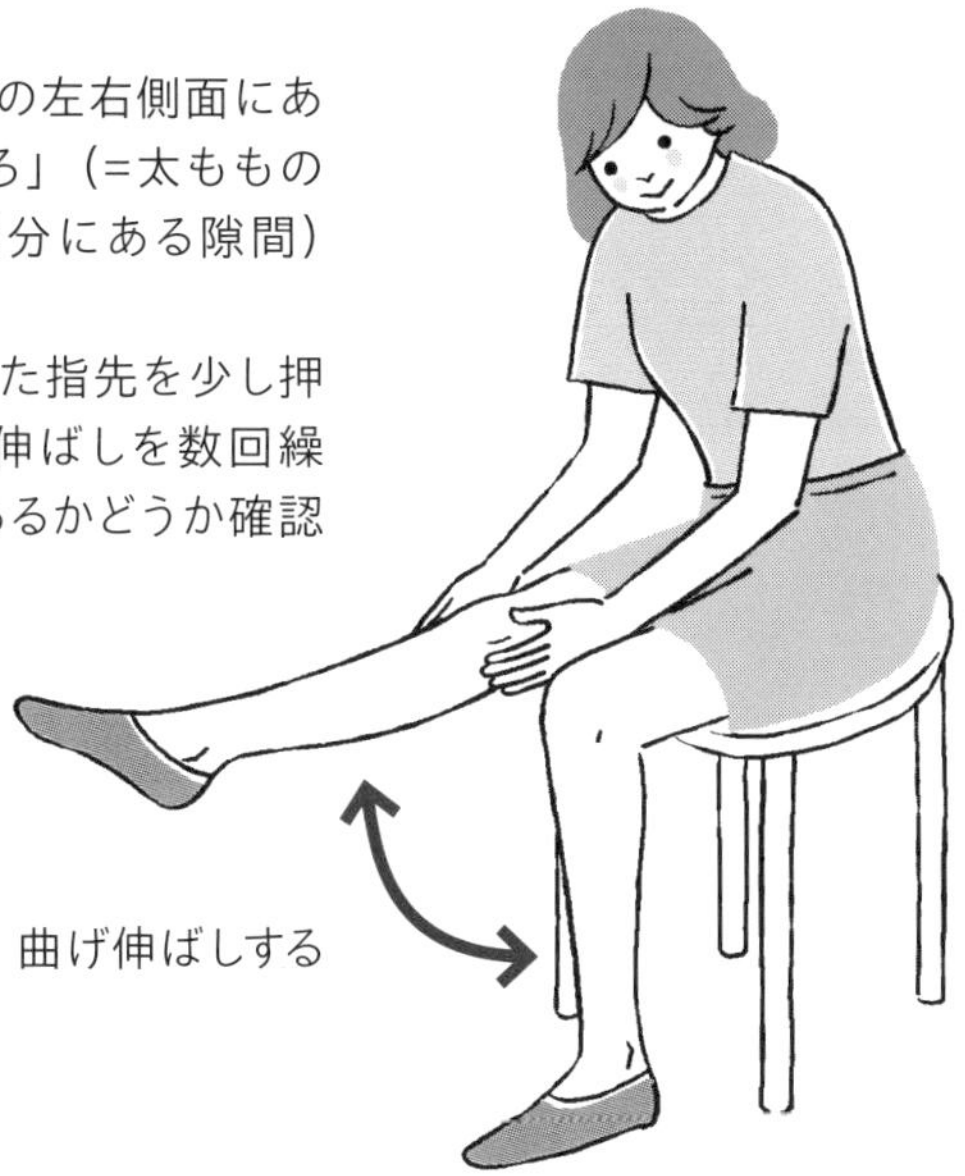

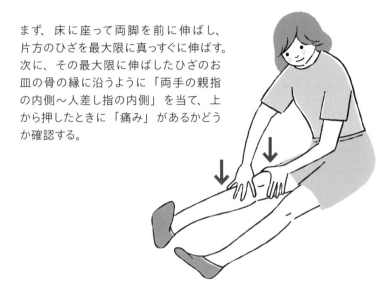

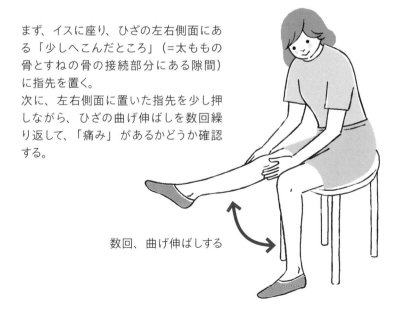

# 痛みの3大原因／その❸「筋肉&腱・靱帯の付着部」をチェック

こちらでご紹介するチェック方法は、ひざを動かしたり安定するように支えたりしている複数の**「筋肉そのもの」**、その筋肉と骨（ひざ関節を構成している大腿骨・脛骨・膝蓋骨）をつなぐ**「腱」**、さらには骨どうしをつないでいる**「靱帯」**の状態までを、自分で確認できるようにしています。

チェック方法は3種類ありますが、いずれも簡単な動作ですし、時間もあまりかかりません。それでいて、**「ひざを支えている」「痛みのカギを握っている」**という複数の筋肉・腱・靱帯をセルフチェックできるので、ぜひ試してみてください。

3つのチェック方法のうち、1つでも痛みを感じたり、動かしづらさを感じたりしたら、それらの組織が緊張・硬直しているということです。

筋肉から伸びた腱が骨に付着するあたりは、特に硬くなる傾向があるので注意が必要です。

## 片脚立ちをしてチェック

壁やイスに手を添えながら片脚立ちの体勢になり、ひざの曲げ伸ばしを数回繰り返す。このとき、「お皿の骨の上」か「お皿の骨の下」に「痛み」があるかどうか確認する。

※ふらつきや転倒に注意

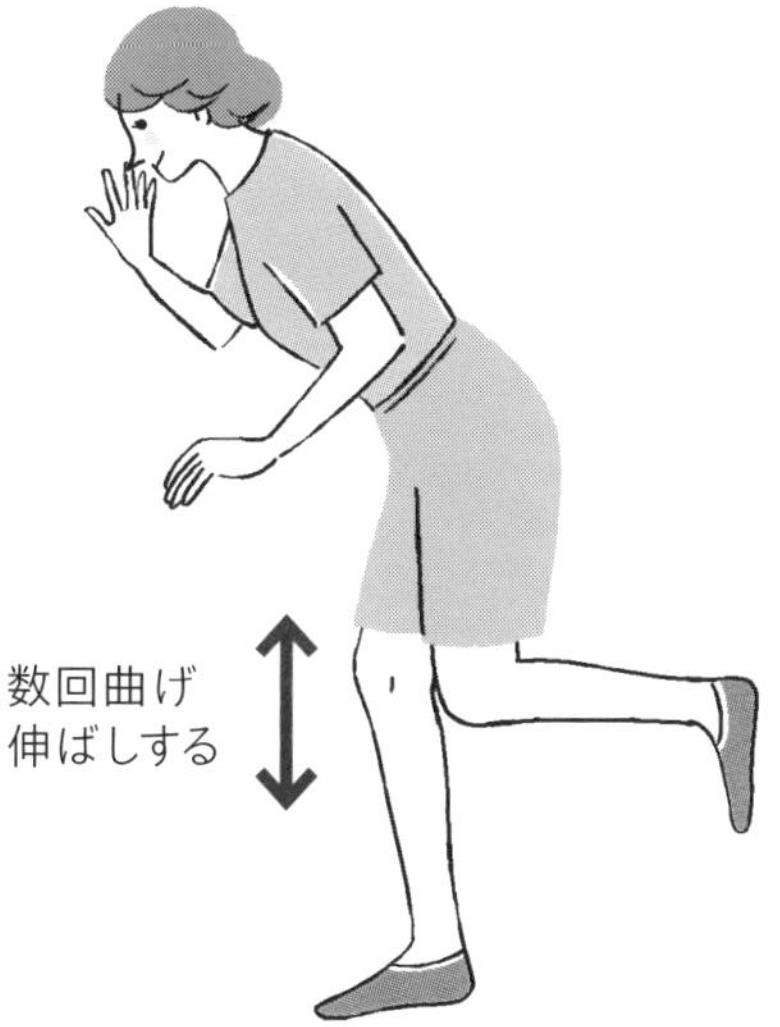


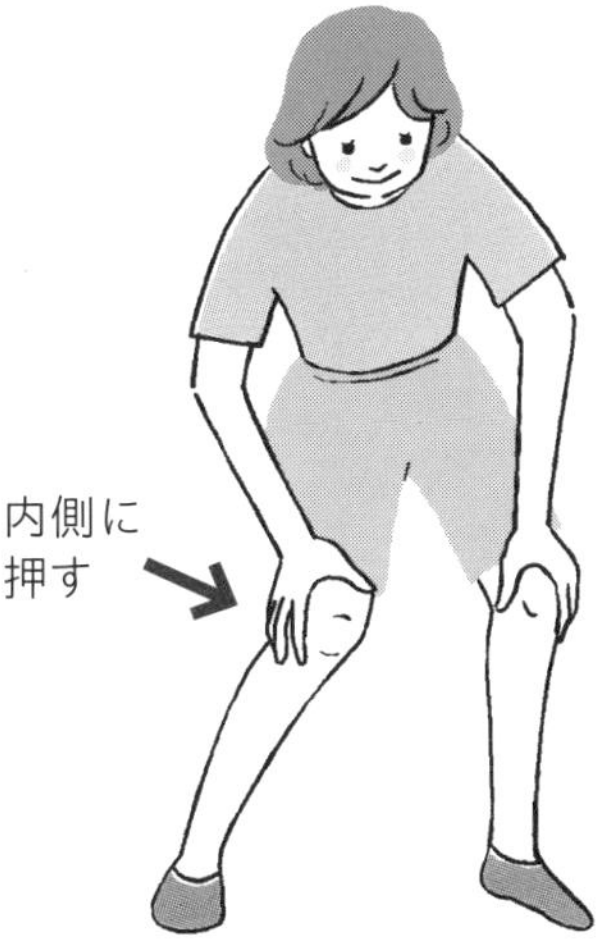


## ひざを外から内に押してチェック

相撲の四股の体勢になってから、片方のひざを外側から内側に向かって手でグーッと押す。このとき、ひざの内側に「痛み」があるかどうか確認する。

## うつ伏せでひざを曲げてチェック

うつ伏せの体勢になってから、片方の足首を同じ側の手で持ち、腕の力を使ってグーッとひざを曲げる。このとき、お尻が浮く（=鼠《そ》径《けい》部《ぶ》が床から離れる）かどうか確認する。

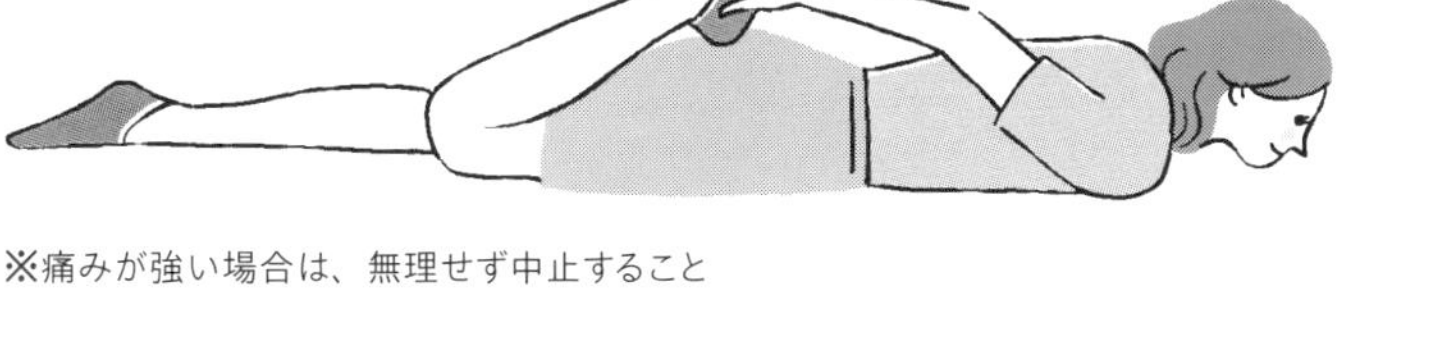


※痛みが強い場合は、無理せず中止すること

# ひざが「いつも曲がっている」「ねじれている」は痛みを助長する

では、ひざ痛の発生の話をもう少し進めて、ここまでお話ししてきたひざ周りの組織が**「痛みを発生させるほど緊張・硬直してしまう要因」**についても解説しておきましょう。

その要因としては「運動不足」や「加齢」も挙げられますが、「普段のひざの状態」を見過ごすわけにはいきません。

- **普段からひざを伸ばす機会がほとんどなく、いつも曲がった状態になっている**
- **ひざ下の範囲＝ひざからすねが「外側へねじれた状態」になっている**

このような状態だと、「ひざ周りの脂肪体」「滑膜＆関節包」「筋肉＆腱・靱帯の付着部」のすべてに対して、本来は加わるはずのない圧がかかり続けます。

すると、その過剰なプレッシャーが各組織にダメージを与え続け、緊張・硬直を招き、**痛みを生み出してしまう**ということなのです。そうならないためにも、普段からひざの曲がりに注意し、ねじれも確認しましょう。

## ひざの「外ねじれ」をチェック

※イラストは右脚

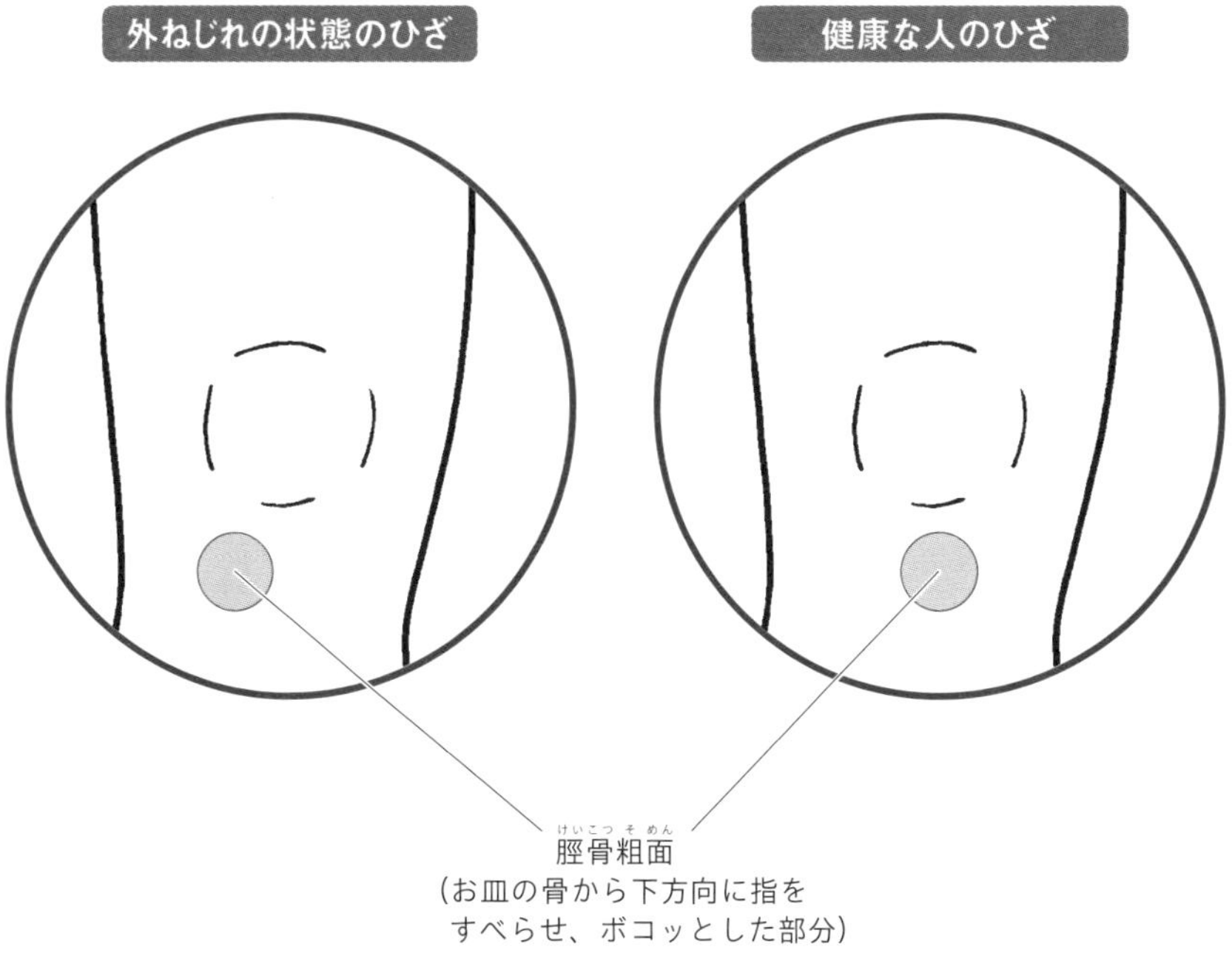


両ひざの「お皿の骨」に対して、そのすぐ下にある「すねの骨の前面最上部にある出っ張り部分（脛骨粗面)」がどの位置にあるかを確認。
本来は真下に位置しているが、外側に位置した「外ねじれの状態」になっていると、ひざ痛の大きな原因になる。

# すぐに手術に頼るよりもできることはすべてやってみる

変形性膝関節症の診断を受けた人の中には、医師から手術を勧められている人もいるでしょう。

変形性膝関節症で行われる手術は、ひざ関節の悪い部分・変形した部分を切って人工関節に替える**「人工関節置換術」**や、すねの骨（脛骨）を切ってつなげ直すことでO脚・荷重を矯正する**「高位脛骨骨切り術」**、内視鏡（関節鏡）を挿入して関節内をきれいにする**「関節鏡視下手術」**などがあります。

こうした手術を受け、痛みが改善・解消するケースはもちろんあります。ですから、手術自体は悪いものではありません。

ただし、手術には、どうしても肉体的な負担や、経済的な負担がかかってきます。リハビリテーションにかなりの時間がかかるケースも少なくありません。

さらに考慮すべきなのは、**「痛みがほんとうに変形性膝関節症によって現れている**

**のかどうか」**という問題です。

骨の変形だけであれば、**40代で6割、60代なら9割**もの人に起こる現象です。X線（レントゲン）検査で、骨どうしの隙間がまったくないほどの状態が確認されても、患者さん本人は痛みを感じていないという実例もあるくらいです。

また、**「手術を受けたのに痛みが改善しない」**という人も枚挙にいとまがありません。当院には、そうした経験をして困り果てた人が多数いらっしゃいます。

この場合、「痛みのほんとうの原因」になっているのは、本章でお話ししてきた組織のほうです。そして、ほんとうの原因に適切なケアを施すことで、患者さんたちはやっと痛みから解放されるのです。

**つまり、手術は絶対的なものではないということです。**

「手術をまず受ける→痛みが改善・解消しない場合もある→そこから痛みのほんとうの原因にアプローチする」という時間を過ごすよりは、「痛みを消すためにできるケアはすべてやる→それでも痛みが改善・解消しない場合は手術を検討する」と考えればいいのではないでしょうか。

# 「痛みを発している組織」のケアは酒井式メソッドで万全！

「ひざの痛みを発している組織」としては、第１章でご説明したもののほかに、「半月板」や「伏在神経」も挙げられます。

ただし、22ページでご説明したような「半月板のかけらが滑膜を刺激して痛くなる」という意味ではなく、「半月板そのものの損傷による痛み」となると、当てはまるのはスポーツや転倒でひざに大きな衝撃を与えたケースくらいです。慢性的なひざ痛の主原因が半月板損傷であるケースはほぼないと考えてけっこうです。

一方、「伏在神経」が主原因となる「ひざの内側の少し上あたり」の痛みについても、私のこれまでの経験からすると、第１章でご説明した「痛みの３大原因」と比べて発症の割合は低いといえます。

なお、伏在神経が主原因となる痛みには、第２章の「ひざ周りほぐし」（44ページ参照）や「ひざ押しストレッチ」（52ページ参照）が、改善・解消に有効です。

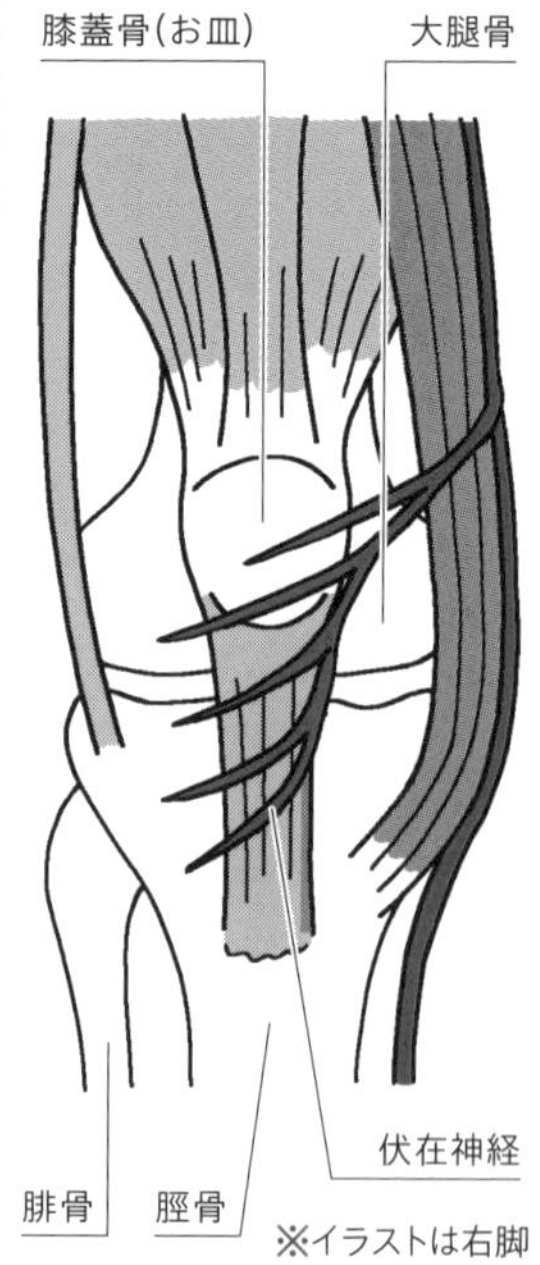


※イラストは右脚

第 2 章

SAKAI'S METHOD

# ひざの痛みを自分で治す! 簡単ストレッチ&特効ケア

FOR KNEE PAIN

ベーシック（基本）編

# 簡単で効率的、しかも合理的で効果の高い厳選セルフケア

それでは、ひざ痛の解消にすぐれた効果があるセルフケアを、順にご紹介していきましょう。

いずれも、誰でもすぐに行えるほどシンプルな方法でありながら、**当院で私が患者さんたちに行っている施術と同じメカニズムが働くように考案したものばかりです。**

つまり、皆さん自身が実践したときに、「痛みのほんとうの原因」「痛みを発している組織」に直接アプローチでき、トラブルの起こった状態を**正常な状態に導くセルフケアになる**ということになります。

ストレッチや体操は、次の3種類があります。

- **痛みを根本から解消する「ベーシック（基本）編」**
- **痛みの解消を早める「ひざ周りの機能アップ編」**
- **TPOにあわせて行える「アレンジ（シーン別）編」**

簡単で効率的、しかも合理的で効果の高いストレッチや体操を、日常生活の中にぜひ取り入れてください。

なお、すべてのストレッチ・体操を実践するにあたり、共通した「効果を高めるポイント」が5つあります（下記を参照）。

これらのポイントをできるだけ意識しつつ、**「あなたのひざの痛み」**を**「ほんとうに解消する」**セルフケアを、さっそく始めましょう！

## ストレッチの効果を高める5つのポイント

❶「ベーシック（基本）編」のストレッチは、できるだけ実践する

❷ 時間的な余裕やTPOに応じて、「ひざ周りの機能アップ編」「アレンジ（シーン別）編」のストレッチも行う

❸ 床で行うストレッチは、フローリングやたたみなど、硬めの床の上で行う

❹「イタ気持ちいい」と感じる程度の加減で行う

❺ できるだけ毎日実践し、効果が現れやすい3週間後まで続けてみる

基本のストレッチ

1

# ひざ周りほぐし

「ひざ周りの脂肪体」をケアするときには、気をつけていただきたいことが共通して1つあります。それは、**「奥のほうをほぐす感覚」で行う**ということ。なぜなら、ここでターゲットにしている脂肪体は、いわゆる皮下脂肪よりも奥にあるからです。

ですから、実践する際は、皮膚に近いところの軟らかい部分の奥にある、**「硬いコブのようなもの」**をじっくりほぐすようにしてください。

なお、このセルフケアでほぐす3カ所（①②③）は、31ページでチェックしたポイントの①③④と同じです。ストレッチの一連の流れで、この3カ所をケアすれば、ひざ周りで痛みや動かしづらさに関係している**すべての脂肪体**（膝蓋下脂肪体《しつがいかしぼうたい》・膝蓋上脂肪体《しつがいじょうしぼうたい》・大腿骨前脂肪体《だいたいこつぜんしぼうたい》・大腿骨後脂肪体《だいたいこっこうしぼうたい》）**や硬くなりやすい組織**（膝蓋上嚢《しつがいじょうのう》／膝蓋上包《しつがいじょうほう》）**を一挙に柔らかくできます。**

さらに、硬くなると痛みの原因になる「滑膜《かつまく》&関節包」や、太もも前面にある大腿四頭筋《だいたいしとうきん》の腱・ふくらはぎの筋肉（腓腹筋《ひふくきん》）の腱などの「筋肉&腱・靱帯の付着部」、ひざの内側にある神経（伏在神経《ふくざいしんけい》など）にも、もみほぐす作用が届きます。つまり、「一石何鳥」にもなる、きわめて効率的なメソッドなのです。

## 1 床に座り、痛いほうのひざ周りに手を添える

床に座り、ひざが痛いほうの脚を前方へ真っすぐに伸ばす。脚の力を抜き、両手の指先をひざ周りに添える。

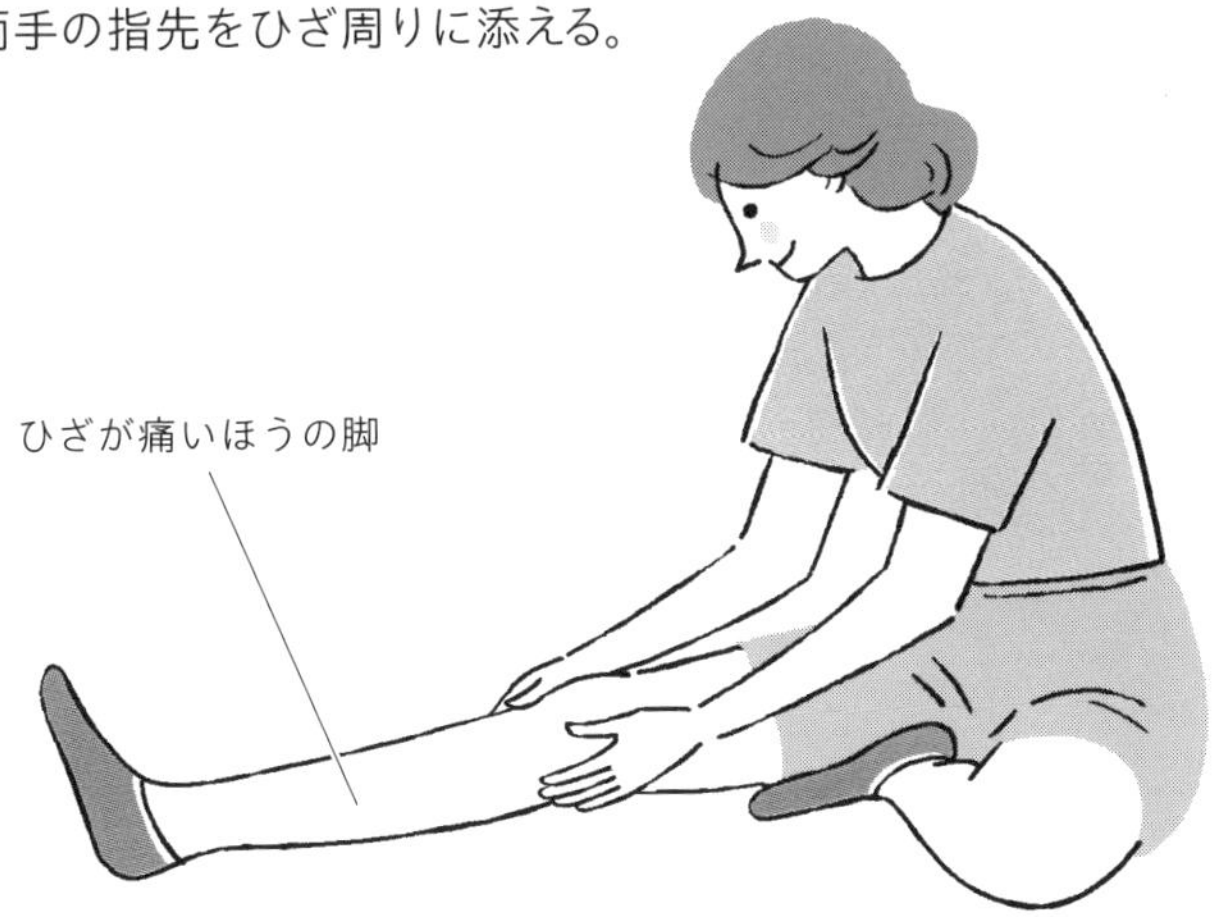


※反対側の脚は、軽く曲げるなど楽な姿勢でOK

POINT

### もみほぐすのは、この3カ所

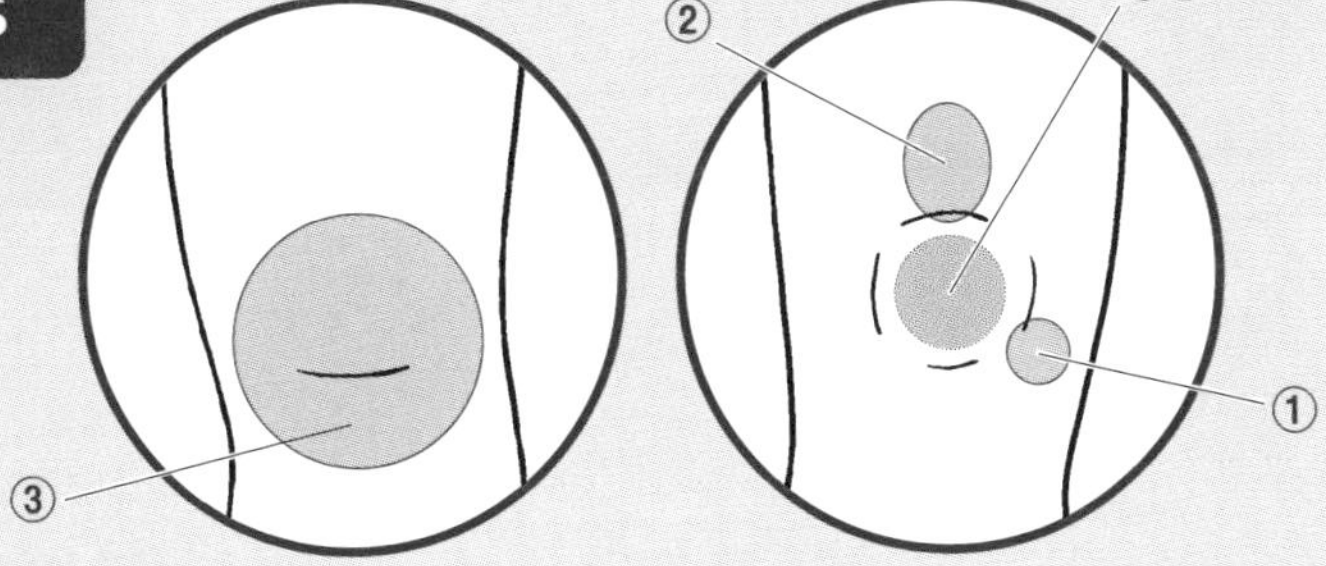


**ひざの後面**

③ひざの真裏の下のほう

※「ひざが曲がるところ」のすぐ下

**ひざの前面**

①お皿の骨のすぐ下の内側

②お皿の骨のすぐ真上

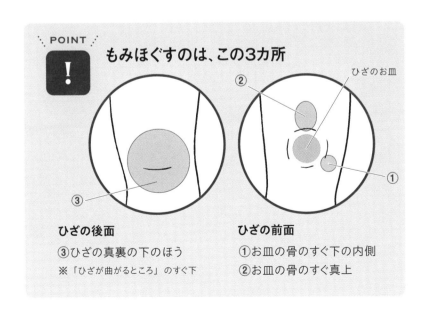

## 2 「お皿の骨のすぐ下の内側」を1分間もみほぐす

両手の親指の腹を使って、「お皿の骨（膝蓋骨）のすぐ下の内側」（45ページの①）を約1分間もみほぐす。

回数の目安は、1日1～2回。

硬くなった組織（膝蓋下脂肪体）を柔らかくしつつ、お皿の真下のほうに向かって歯みがき粉のチューブを押し出すようなイメージで行うと効果的。

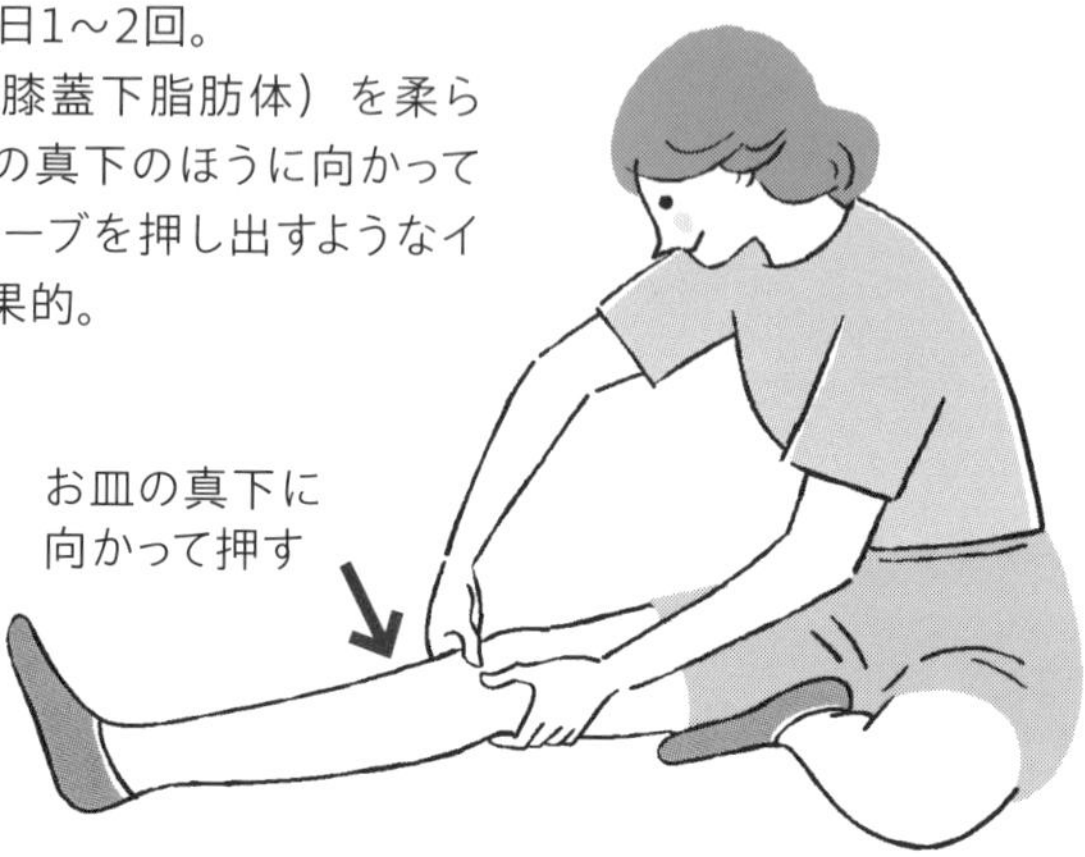


## 3 「ひざの真裏の下のほう」を1分間もみほぐす

次に、両手の人差し指、中指、薬指の指先をひざ裏に回し、指の腹を使って「ひざの真裏の下のほう」（45ページの③）を約1分間もみほぐす。

回数の目安は、1日1～2回。

「ひざが曲がるところ」のすぐ下の範囲を柔らかくするイメージで行うと効果的。

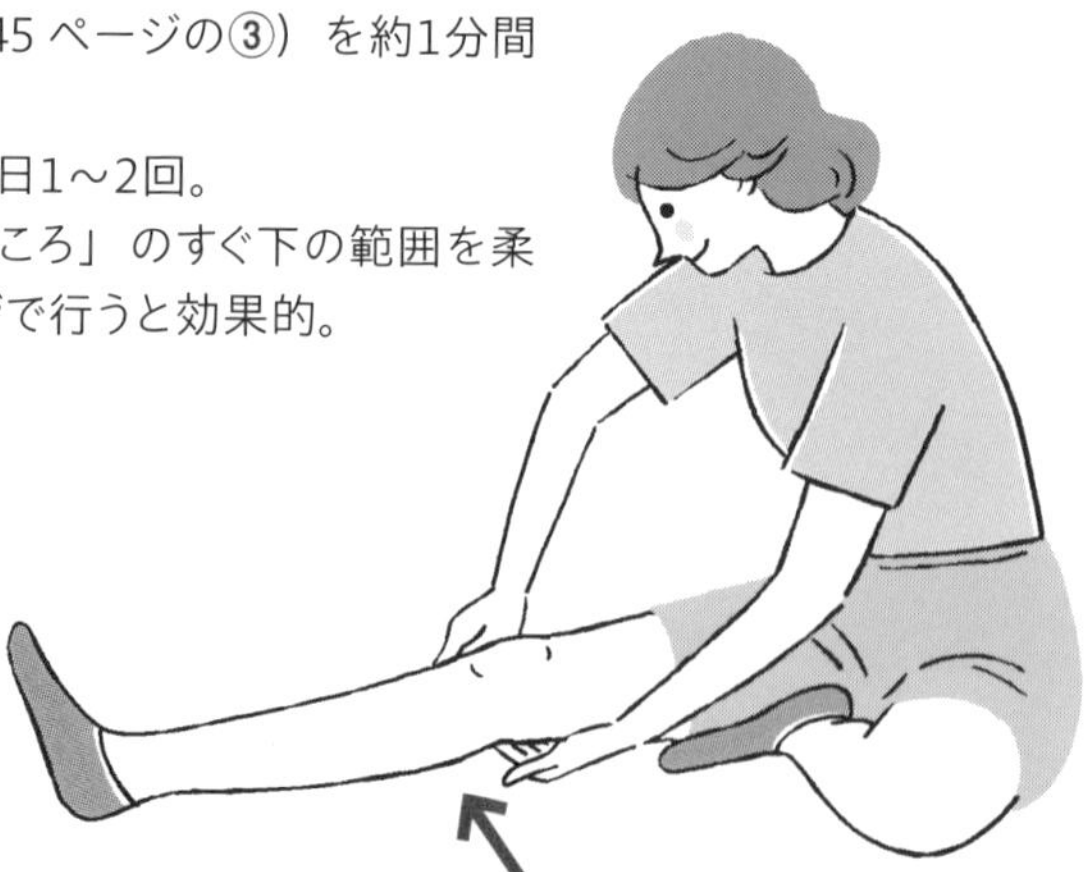

## 4 「お皿の骨のすぐ真上」を1分間もみほぐす

最後に、両手の親指の腹を使って「お皿の骨（膝蓋骨）のすぐ真上」（45ページの②）を約1分間もみほぐす。

回数の目安は、1日1～2回。

硬くなった組織（膝蓋上囊／膝蓋上包）を柔らかくするイメージで行うと効果的。

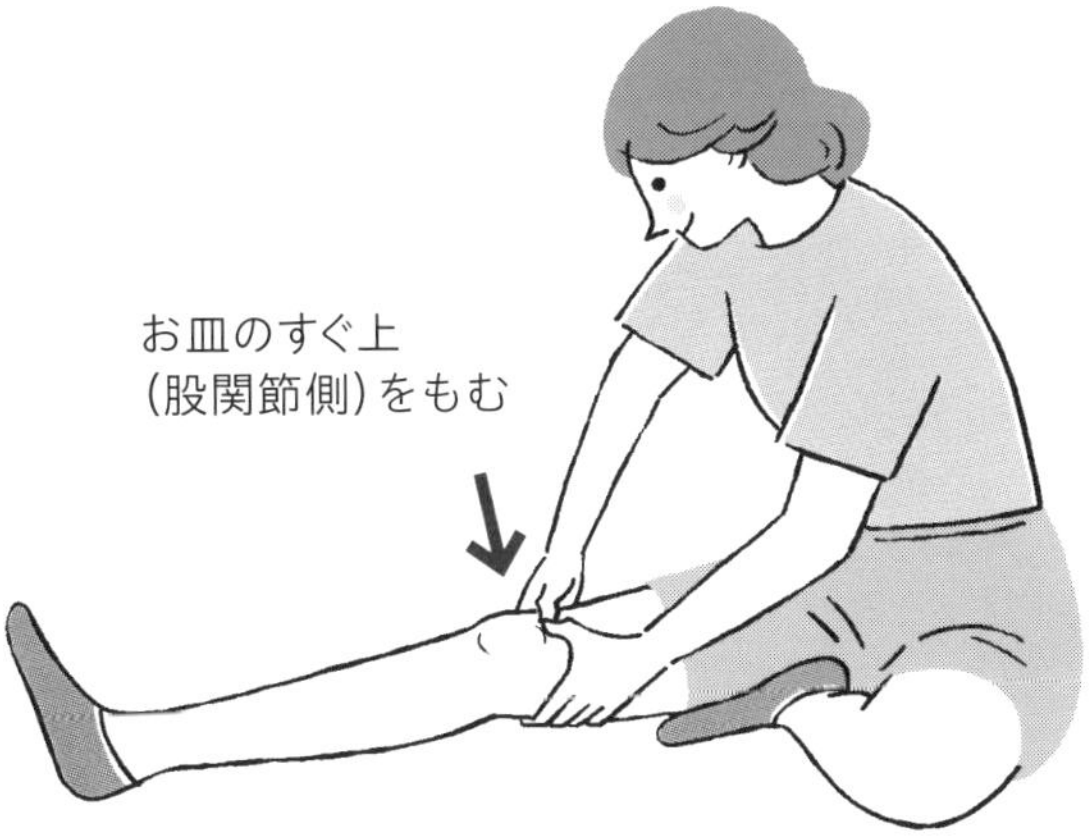


POINT

### ひざを伸ばすほど効果UP！

このストレッチは、可能な限りひざを伸ばして行うことが重要です。これは、ひざが曲がっていると、ターゲットにしている脂肪体がひざの組織の中に入り込んでしまうからです。脂肪体がひざの組織の中に入り込んだ状態では、ほぐす効果が届きにくくなるので、ひざを伸ばしづらい人は「ひざ押しストレッチ」（52ページ参照）を行ってから実践しましょう。また、脂肪体には神経が通っているので「少し痛い」と感じるのは効果が届いている証拠です。「イタ気持ちいい」くらいの力加減で行ってください。

痛み解消

基本のストレッチ

2

# ひも綱引きストレッチ

36ページでご説明したとおり、「ひざ下が外側へねじれた状態」になっていると、痛みの発生を助長してしまいます。

この問題の解消にうってつけなのが、ひも綱引きストレッチです。実践すれば、その場ですぐに「ひざ下を内側にひねる力」を感じられるはずです。この力こそが、**「ひざ下が外側へねじれた状態」をダイレクトに矯正**し、いくつものメリットをもたらします。

中でも、特にお伝えしたいのは、膝蓋下脂肪体に対して、**「ねじれていたときに膝蓋靭帯《しつがいじんたい》から加わっていた過剰な圧がなくなる」**という点です。そのため、「硬くなる→痛みを促す」という「負のメカニズム」が働かなくなります。

また、ひざの関節内でクッションの機能を果たしている半月板や、ひざの内側・外側の左右両面から関節を支えている靭帯（側副靭帯《そくふくじんたい》）にも、余計な負荷がかからないようになります。ですから、これまでよりもひざの安定度がぐっとアップするはずです。

さらに、太ももの骨（大腿骨）とすねの骨（脛骨《けいこつ》）の並び（アライメント）が「本来あるべき状態」に戻るため、**ひざの動く範囲が大きくなり、動かしづらさの解消にも有益なのです。**

# 1 床に座り、ひもを両足のかかとに引っかける

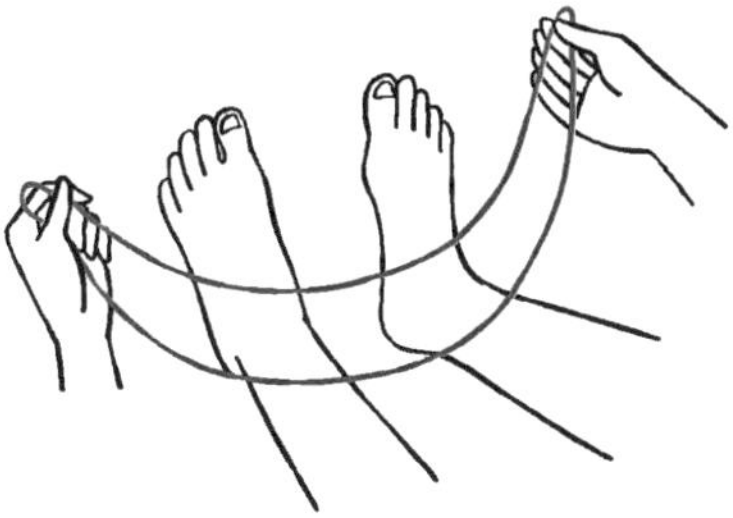

長さ1m 程度のひもの両端を結んで「輪っか状」にしたら、その両端を持ち、両足首の上に持ってくる。

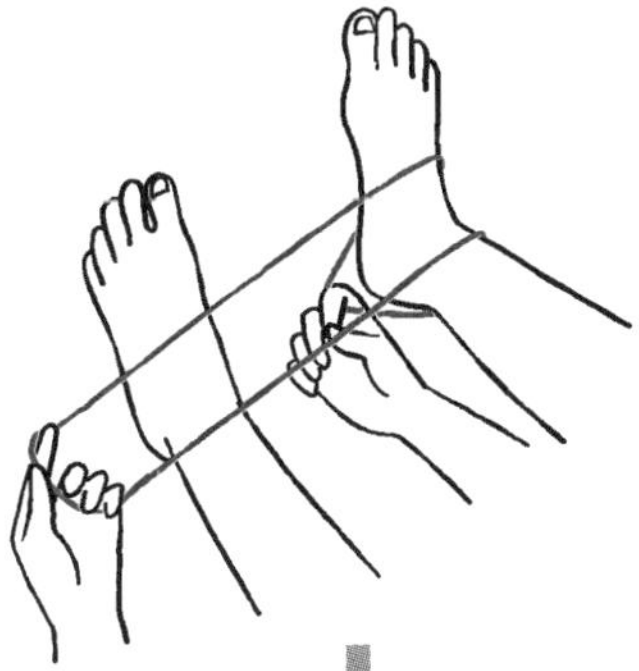

右足のかかとを床から少し浮かせ、右手で持っているひもの「輪っかの右端」を、かかとの外側から通して、「右足のかかとの内側」に引っかける。

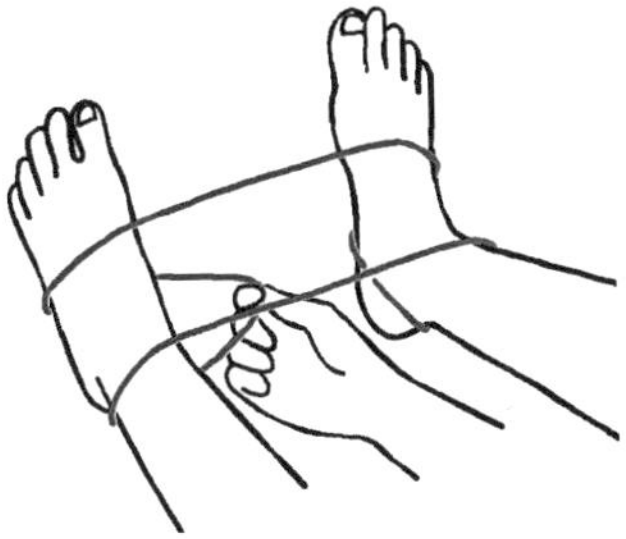

同じ要領で、左足のかかとを床から少し浮かせ、左手で持っているひもの「輪っかの左端」を、かかとの外側から通して、「左足のかかとの内側」に引っかける。

## 2 両脚を伸ばして、ひもがピンと張った状態にする

かかとにひもを引っかけたまま、両脚を前方へ真っすぐに伸ばし、ひもがピンと張った状態にする。

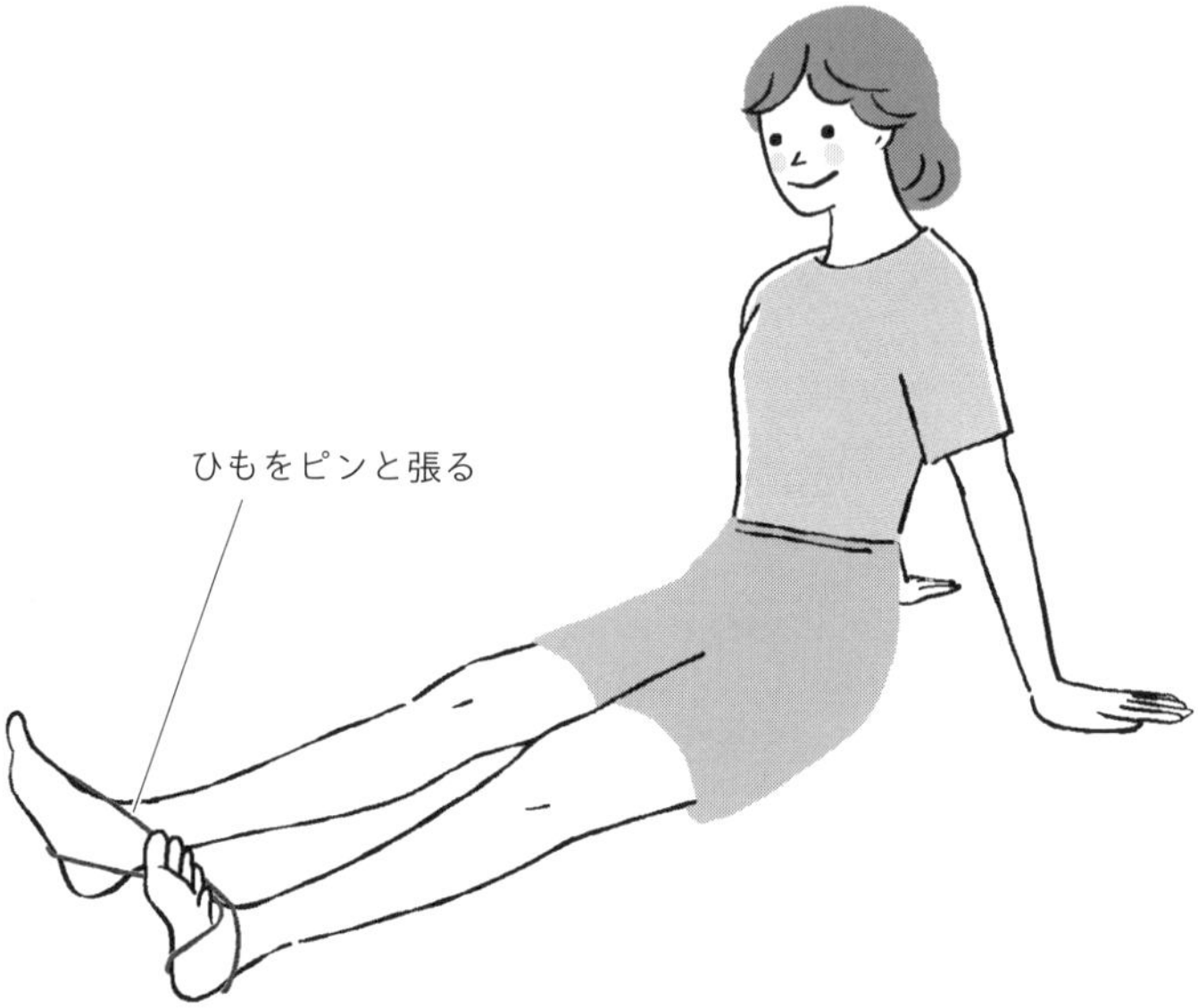


両ひざ下を体の内側に向かって回す（内旋させる）力を加えるイメージで行うと効果的。正しくできていれば、足先は自然と内側に向きます。足先が外側を向いている場合は、足先の力でひもを引っ張っているので、かかと側で引くことを意識して。

## 3 30秒間、両脚で綱引きをする

右脚全体には右方向への力、左脚全体には左方向への力を入れて、「両脚でのひもを使った綱引き」をする。引っかけたひもがギリギリ外れないところまで左右で引っ張り、最大にひざ下を内側にひねった体勢を30秒間キープ。回数の目安は、1日2～3回。

30秒間キープするのが難しい人は、「グッグッグッ」とテンポよく左右にひもを引いてもOK。

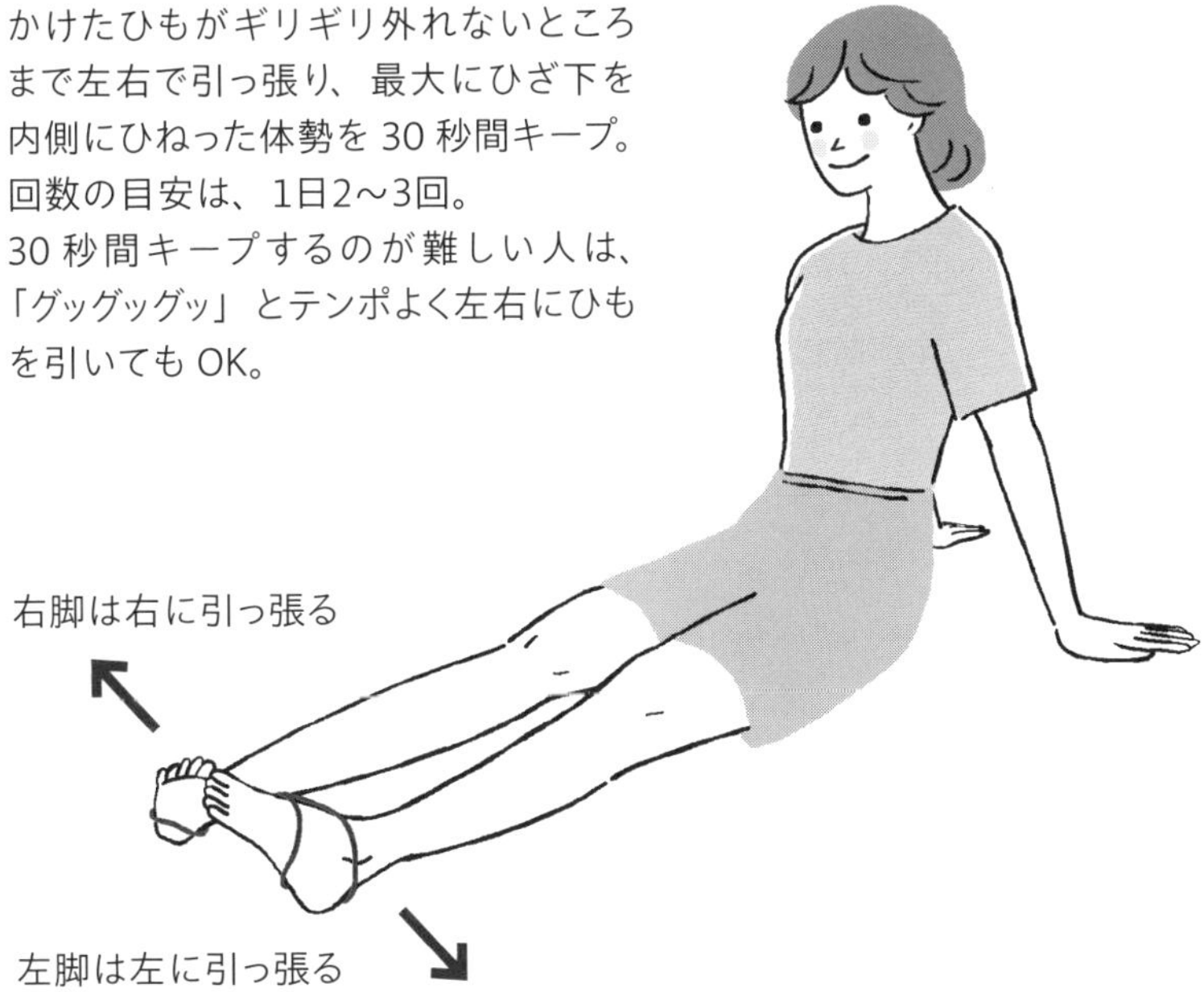


POINT

**かかとで「グッ」と外側に引っ張って**

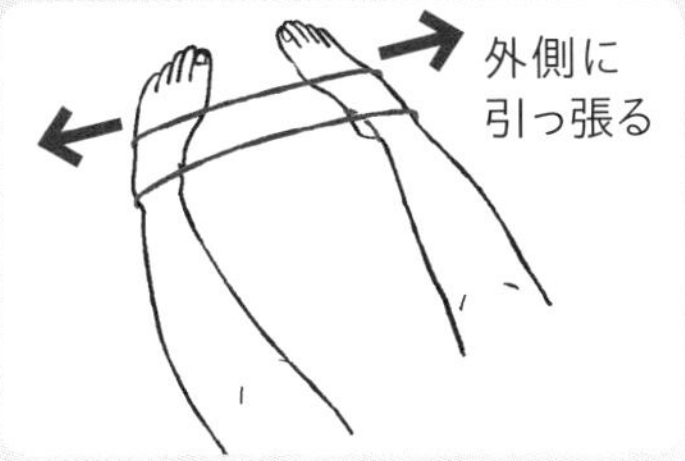

痛み解消

基本のストレッチ

3

# ひざ押しストレッチ

現代の日本人の多くは、ひざを曲げた姿勢が癖になっています。座っているときも、寝ているときも、歩いているときも、立っているときでさえも、ひざをいくらか曲げるという「得意な動き・姿勢」ばかりを繰り返しています。

そんな生活を続けていると、ひざは意外と早く固まっていきます。専門用語で「拘縮《こうしゅく》」と呼ばれる状態になっていき、**「曲がっている状態が普通になる➡真っすぐに伸ばせなくなる➡動かせる範囲がどんどん狭まる」**のです。

また、ひざを曲げてばかりいると、36ページにあるように「ひざ周りの脂肪体」「滑膜&関節包」「筋肉&腱・靱帯の付着部」のすべてに対して、本来は加わるはずのない圧がかかり続けます。

さらに、**O脚になりやすく**、重心のバランスも崩れていき、**軟骨や半月板へのダメージが増加します。**

つまり、ひざにとって、いいことなど1つもないのです。

ですから、このストレッチで、ひざを最大限にしっかり伸ばすようにしてください。

実践の際は、「ちょっと強めかな」と思うくらいの力加減で行うと、ひざの伸展効果が最大に発揮され、ひざの曲がりをうまく矯正できます。

## 1 痛いほうの脚のかかとをイスの上に乗せる

痛いほうの脚を大きく開きながら、イス（または平台）などの上にかかとを乗せ、ひざを真っすぐに伸ばす。

## 2 ひざ周りを上から30秒間押す

イスに乗せた脚を体の内側に向かって少し回して（内旋させて）から、ひざのお皿の骨（膝蓋骨）のすぐ上に両方の手のひらを乗せ、床に対して垂直にグーッと押し込む。最大限にひざを伸ばした体勢を30秒間キープ。

回数の目安は、1日2～3回。

脚の筋肉の力を抜き、太ももから足首までが一直線になるようなイメージで行うと効果的。余裕があれば、反対の脚でも同じ要領でストレッチを行う。

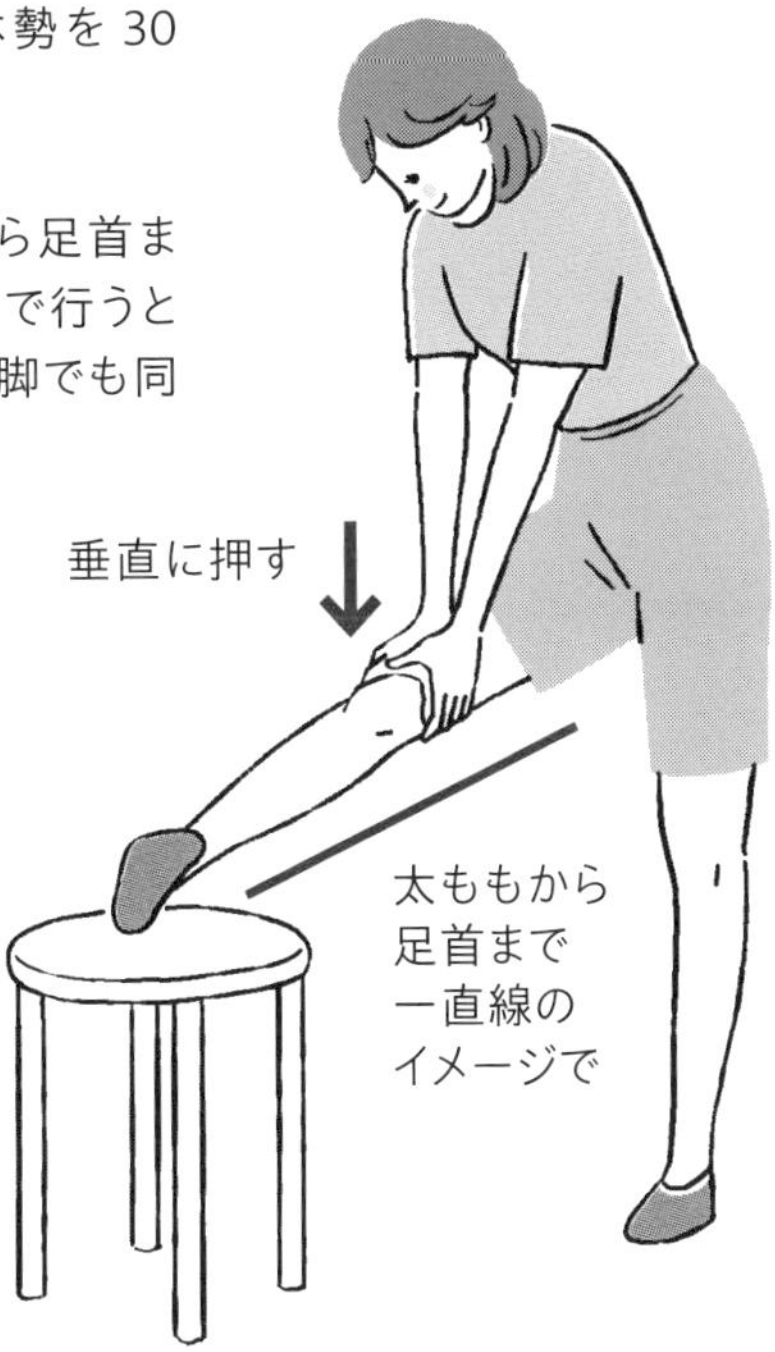

痛み解消

基本のストレッチ

4

# ひざのテニスボールストレッチ

「ひざのテニスボールストレッチ」は、痛みを発している組織としての「痛みの3大原因」（26ページ参照）はもちろん、その他の組織の問題（40ページ参照）、さらには変形性膝関節症に特有の問題にいたるまで、**すべての改善・解消に有効なセルフケアです。**

このストレッチを毎日の習慣にすると、ひざ関節内での骨どうしの引っかかりが解消され、骨と骨がぶつかるほど狭くなっていたスペース（関節腔《かんせつくう》）も広がります。その結果、固まっていた関節がスムーズに動くようになり、動かせる範囲も大きくなっていきます。

また、滑膜や関節包が刺激され、関節腔が広がることによって、**ダメージを受けた組織の修復力がある「関節液（滑液《かつえき》）」がすみずみまで行き渡るようになります。**すると、軟骨（関節軟骨）や半月板は、本来のクッション機能を果たせるようになっていきます。

そのうえ、太もも前面にある腱や靱帯（大腿四頭筋の腱・膝蓋靱帯）のリフレッシュに有効ですし、ひざ裏にある脂肪体（大腿骨後脂肪体）をテニスボールからの刺激で柔らかくすることもできます。

まさに「優秀なストレッチ」なのです。

## 1 テニスボールをひざ裏に挟み、仰向けに寝る

痛いほうのひざ裏の中央に、硬式のテニスボール1個を押し込むようにしながら挟み、仰向けに寝る。

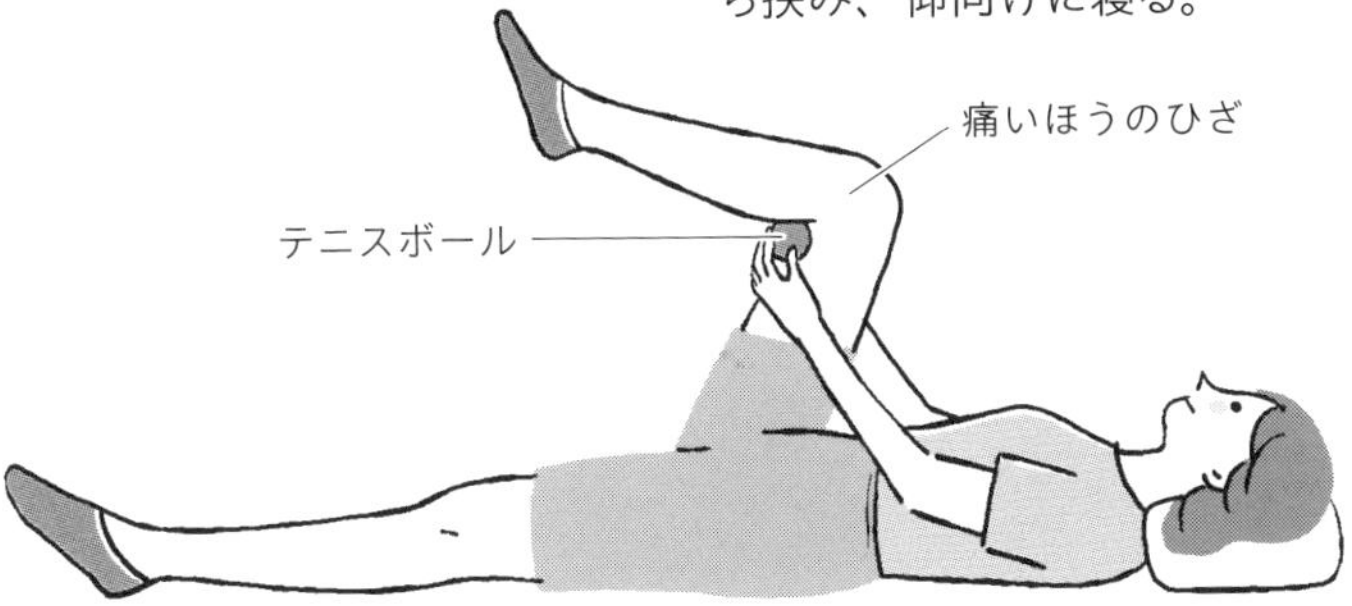


## 2 すねを押さえ、手の力で30秒間ひざを曲げる

その脚のすねに両方の手のひらを当て、テニスボールの位置がズレないように注意しながら、脚を抱え込むように力を加えてひざを曲げていく。最大限にひざを曲げた体勢を30秒間キープ。

回数の目安は、1日2～3回。

ひざ関節全体の隙間を広げるようなイメージで行うと効果的。

余裕があれば、反対の脚でも同じ要領でストレッチを行う。

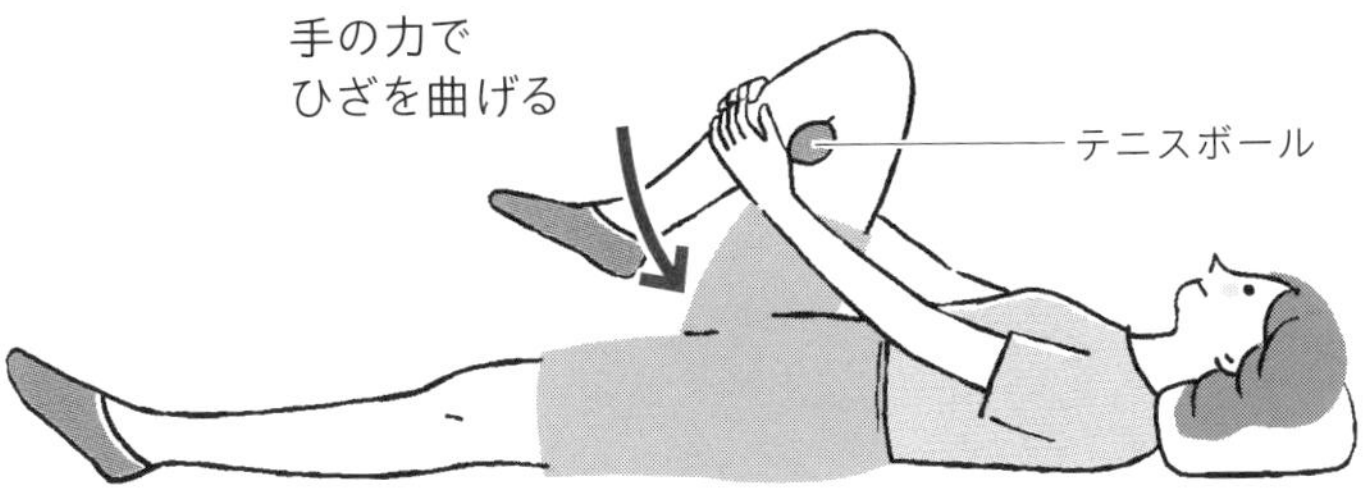

痛み解消

基本のストレッチ

5

# 脚L字押しストレッチ

すでにお伝えしたように、**ほとんどの変形性膝関節症は、ひざの内側から異常が発生します。**そのため、最初の頃は、ひざの内側から痛みを感じるケースが大多数です。

その要因としては、「悪い姿勢」「運動不足」「加齢」などがありますが、日本人に非常に多く見られる「O脚」も深く関係しています。

O脚になると、ひざの内側の部分で、太ももの骨（大腿骨）とすねの骨（脛骨）から構成されているひざ関節（大腿脛骨関節《だいたいけいこつかんせつ》）のスペースが必然的に狭くなります。

そのため、**軟骨（関節軟骨）や半月板の内側のほうからすり減るようになり、動く範囲の制限に加えて、痛みや腫れにもつながってしまうのです。**

しかし、このストレッチの要領でひざを内側に向かってグーッと押すと、ひざの大腿脛骨関節の内側に「広がる力」が加わります。その結果、骨どうしの狭くなっていたスペースに余裕ができ、**痛みや腫れの悪化抑制、改善・解消にプラスのメカニズムが働くようになります。**

また、ひざの内側にある神経（伏在神経）が緊張・硬直している場合は、適度にリラックスさせることもできます。

## 1 床に座り、痛いほうのひざを90度曲げる

床に座り、両脚を真っすぐに伸ばした状態で軽く開く。次に、ひざが痛いほうの脚だけを曲げ、「L」の字のように90度曲がった状態にして、ひざの外側に手を添える。

## 2 ひざを内側へ向かって30秒間押す

曲げたほうの足裏の位置がズレないように注意しながら、外側に添えた手に力を入れていき、ひざを内側に向かってグーッと押し込む。最大限にひざを押し込んだ体勢を30秒間キープ。回数の目安は、1日2〜3回。

脚の筋肉の力を抜き、ひざ関節の内側の隙間を広げるようなイメージで行うと効果的。余裕があれば、反対の脚でも同じ要領でストレッチを行う。

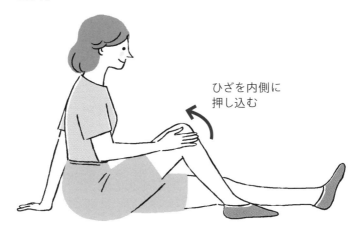

ひざ周りの
機能アップ
編

# ひざ痛や動かしづらさの改善・解消をいっそうスムーズに導くセルフケア

ここからは、ひざ痛や動かしづらさといったトラブルを、より早く、より効率的に改善・解消するためのセルフケアを3つお伝えします。

それらの主な目的は、ひざの機能をいっそう高めることです。

もう少し具体的に言うと、

- **「ひざ周りの筋肉のコンディションを整えること」**
- **「脚全体としての骨のアライメント（並び）を整えること」**

ということになります。

そしてもちろん、すべての方法が、簡単・合理的・効率的・効果が高いというメリットを兼ね備えています。

「ベーシック（基本）編」を「痛みや動かしづらさの改善・解消にダイレクトに作用するセルフケア」とするならば、こちらは**「その作用を強力にバックアップして、改**

**善・解消を早めるもの」**ととらえてください。ですから、無理のない範囲で、できるだけマメに実践するように心がけてください。

特に実践していただきたいのは、**「普段の運動不足を自覚している人」**や**「ひざをうまく伸ばせない人」「O脚に悩んでいる人」**です。

詳しい理由については以降のページで解説しますが、中でもO脚に悩んでいる人にお勧めします。

先ほど私が「筋肉のコンディションを整える」という言葉を使ったので、いわゆる筋力トレーニング（筋トレ）を想像した人がいるかもしれません。

しかし、これからご紹介する方法は**筋トレではありません。**ひざ痛や動かしづらさの改善・解消のために筋トレは必ずしも必要ではなく（102ページ参照）、筋肉の「量」よりも「質」を重視すべきなので、**実践の回数を増やすなどの「頑張り」は不要です。**「眠っている状態」の筋肉を目覚めさせるイメージで行う程度でじゅうぶんです。

痛み解消

筋肉を

## 緩める

# 太もも伸ばしストレッチ

このストレッチをしたときに気持ちよく伸ばせるのは、太もも前面にある「大腿四頭筋」という筋肉（27ページ参照）です。その中でも、太もも前面の中央にある「大腿直筋《だいたいちょっきん》」という筋肉を活性化する作用に優れたストレッチです。

**大腿直筋は、ひざを伸ばすときに働く筋肉です。**ひざを伸ばすことは、繰り返しお話ししてきたとおり、痛みや動かしづらさを解消するための重要なカギをにぎっています。

ところが、これまでひざをよく曲げていたり、ひざをあまり動かさなかったりしていた人では、大腿直筋が緊張・硬直してしまい、機能低下を起こしていることがよくあります。

そうした状態の大腿直筋全体に**柔軟性を回復させ、本来の機能を発揮できるようにする**のがこのストレッチです。

そのため、このストレッチを継続すると、ひざをつい曲げてしまう癖が矯正されます。

また、「大腿直筋そのもの—大腿直筋を含む大腿四頭筋の端にある腱—膝蓋靱帯」という**「太ももからひざ下にかけての中央のライン」のコンディションを一気に整えられる**ので、痛みや動かしづらさの改善・解消をいっそう実現しやすくなるのです。

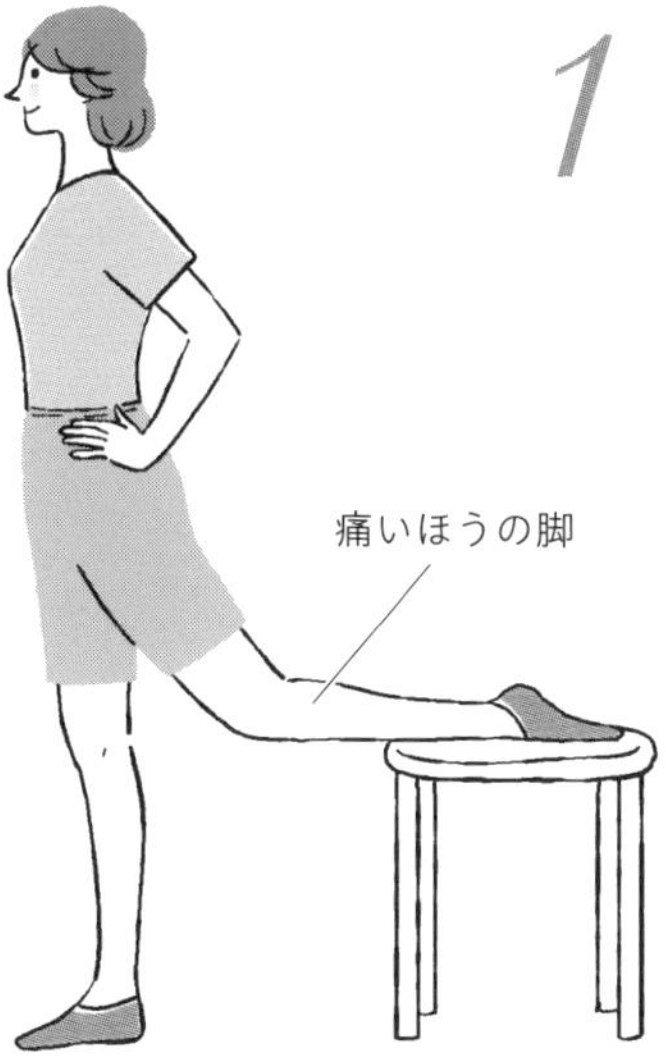


## 1 痛いほうの脚のひざ下をイスの上に乗せる

イス（または平台）の前に立ち、痛いほうの脚のひざ下部分を座面の上に乗せる。両手は腰の左右に当てる。

※ふらつく場合は、壁に手を添えて転倒しないように注意する

## 2 前方のひざを曲げて腰を落とす

イスに乗せたほうの脚の力を抜き、その脚のひざの位置は動かさず、腰を手で押して反らせるようにしながら、前方に出ている脚のひざを曲げて腰を落とす。その体勢を 30 秒間キープ。

***1***と***2***を1セットとして、回数の目安は1日1～3セット。

イスに乗せた脚の太もも前面中央を走る筋肉（大腿直筋）から、股関節・仙腸関節《せんちょうかんせつ》までの「ライン」を伸ばすようなイメージで行うと効果的。余裕があれば、反対の脚でも同じ要領でストレッチを行う。

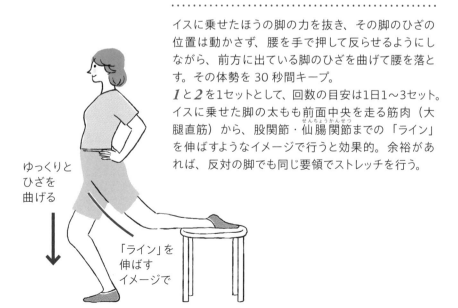

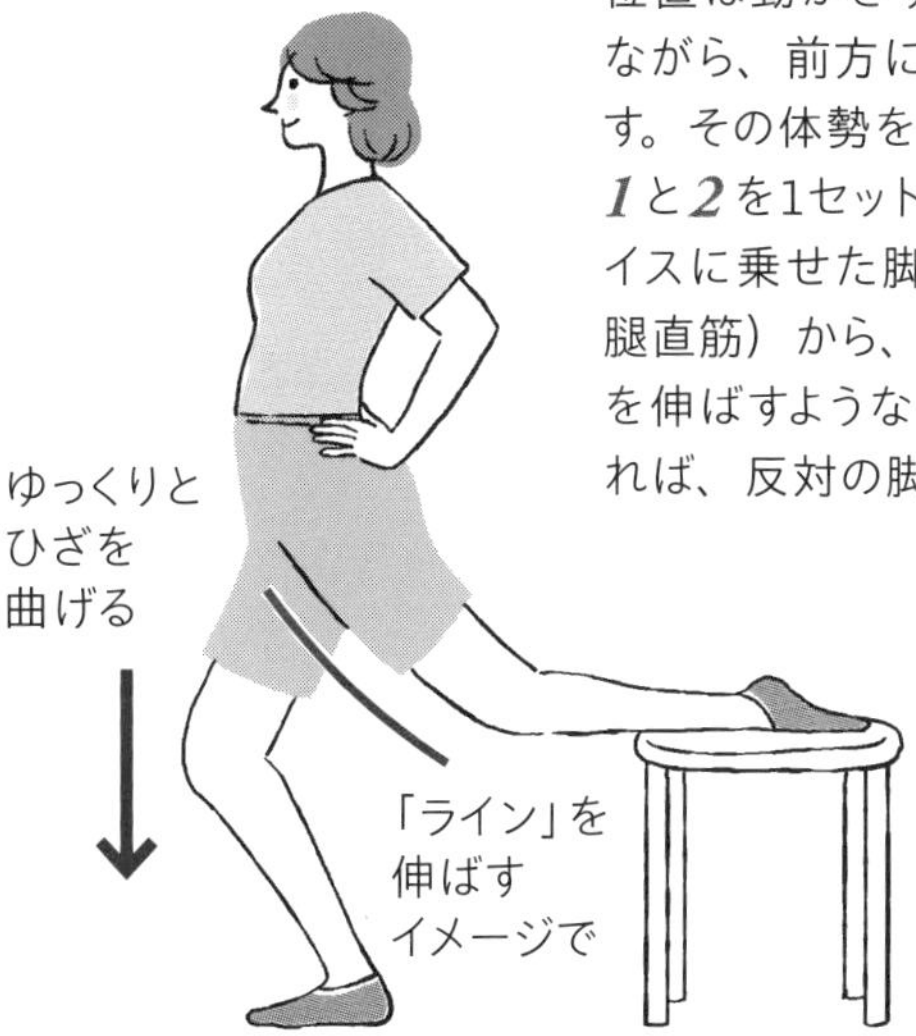
ゆっくりと
ひざを
曲げる
「ライン」を
伸ばす
イメージで

痛み解消

O脚対策にも

筋機能UP

# クッション挟み

長年の運動不足で真っ先に悪影響が出やすいのは、脚の筋肉です。中でも、太ももの内側で最もひざに近いところにある「内側広筋《ないそくこうきん》」という筋肉（27ページ参照）は、日常生活では使われる機会が少ないために衰えやすく、筋肉本来の機能がたちまち低下していきます。

この内側広筋も、60ページでご説明した大腿直筋と同じく、ひざを伸ばすときに働く筋肉です。ですから、**内側広筋の機能低下も、ひざを伸ばせないことに深く関係しています。**

さらに、太ももの内側にある内側広筋が衰えてくると、外側の筋肉によってひざが引っ張られるようになり、**O脚**になっていきます。

そしてO脚になると、ひざの内側の部分で、太ももの骨（大腿骨）とすねの骨（脛骨）からなるひざ関節（大腿脛骨関節）のスペースが狭くなります。そして、**内側の軟骨や半月板から徐々にすり減る**ようになり、**痛みも内側から感じる**ようになります。

このストレッチは、内側広筋にピンポイントの刺激を与えられるので、内側広筋の機能向上が期待できます。前述したような「負の連鎖」を断ち切るため、「クッション挟み」をぜひ実践してください。

## 1 クッションを両ひざで挟む

イスに座って両脚を軽く広げ、両ひざの内側でクッションを挟み込む。

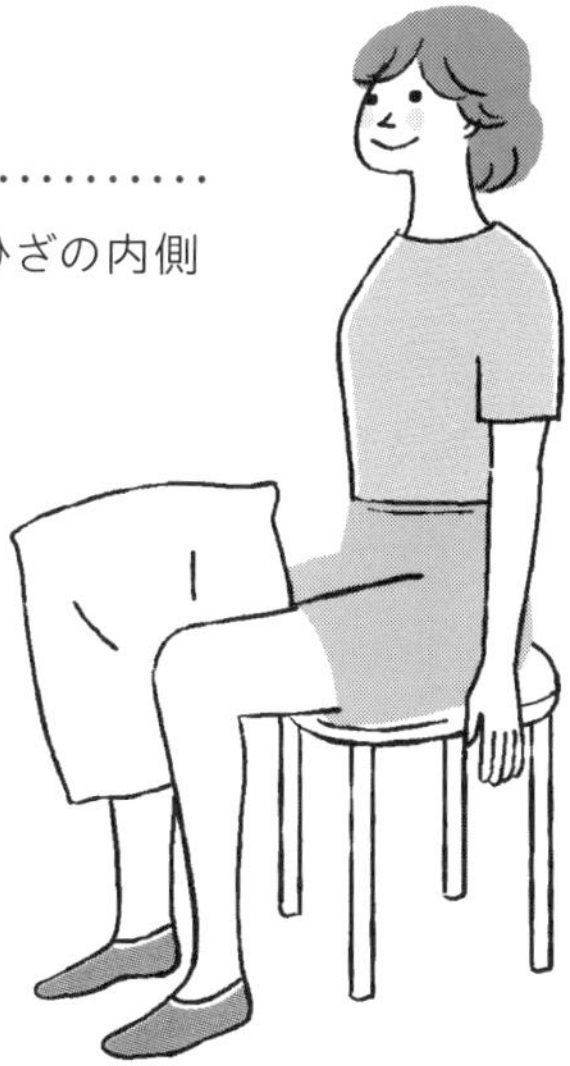

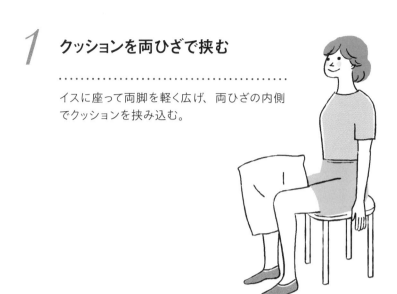

## 2 そのまま立ち上がる

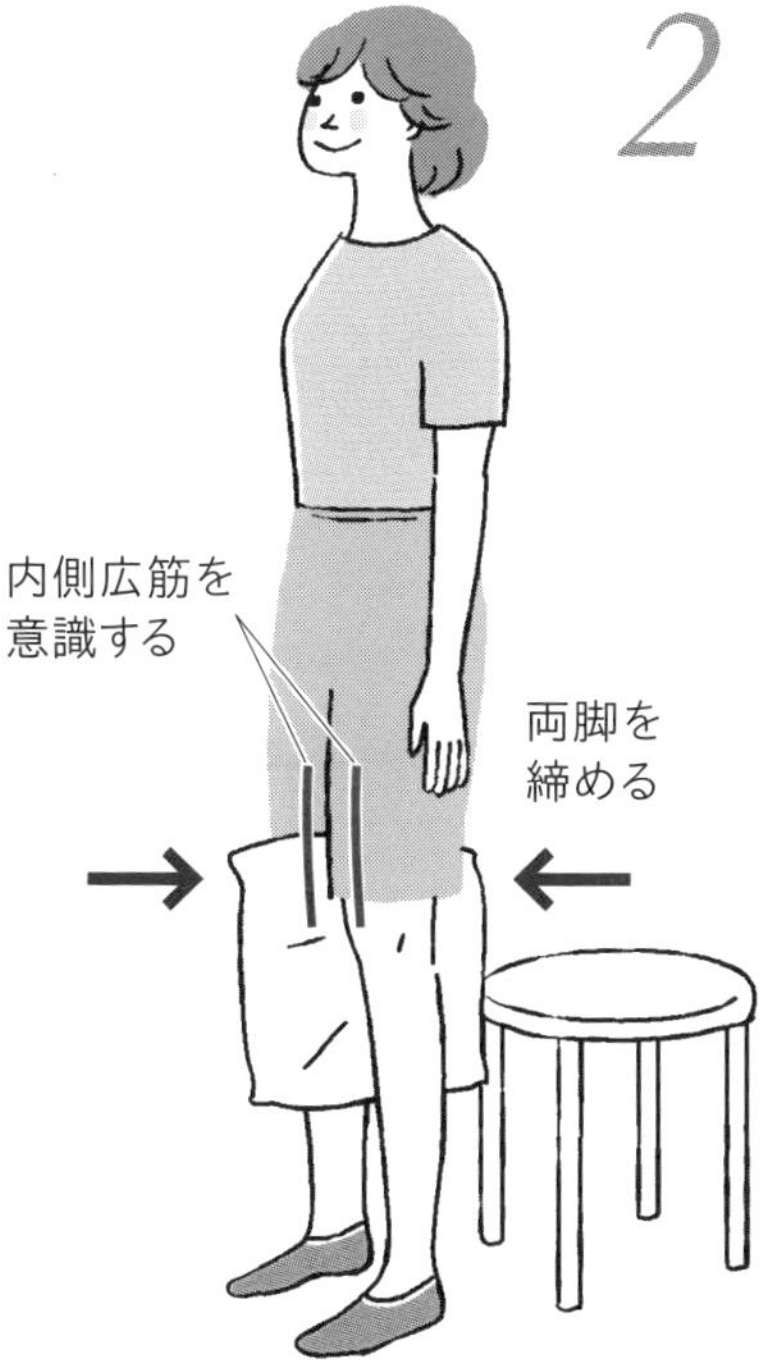


クッションを落とさないよう、両脚をグーッと締めながら立ち上がり、その体勢を30秒間キープ。

**1**と**2**を1セットとして、回数の目安は、1日1〜3セット。

ひざの内側の上にある太ももの筋肉（内側広筋）を刺激するイメージで行うと効果的。

痛み解消

就寝中に

# O脚矯正

# タオルケットぐるり巻き

62ページでご紹介した「クッション挟み」は、「筋肉の機能」を向上させることによって、O脚を矯正する効果がもたらされるものでした。

一方、この「タオルケットぐるり巻き」は、ひざを含めた**「脚全体としての骨の並び（アライメント）」を整える**ことによって、O脚矯正の効果を得られるものです。

O脚になると、ほとんどの場合は、ひざのお皿の骨（膝蓋骨）が外向きになります。さらに、**「ひざが曲がる」「ひざ下が外側へねじれる」「股関節・足関節《そくかんせつ》（足首の関節）まで外向きになる」**など、さまざまな骨の並びまでアンバランスになっていく傾向があります。

これらの問題を一挙に解決できるストレッチが、「タオルケットぐるり巻き」なのです。

このストレッチでは、タオルケットを外側から内側に向けて巻きつけて半固定するため、外向きになったお皿の骨（膝蓋骨）・ひざ下・股関節・足関節（足首の関節）などに「内向きの力」が働き、**真っすぐな脚に矯正されていきます。**

そのうえ、両脚を真っすぐにした状態をキープできるので、**ひざの伸展効果もあります。**

いわば、「眠っている間にひざ痛を遠ざけるストレッチ」なのです。

## 1 タオルケットを脚全体に巻きつける

就寝時、敷き布団の上にタオルケット（またはバスタオル）を広げ、その左右真ん中の位置でひざを真っすぐに伸ばして座る。次に、①タオルケットの右端を持って引っ張りながら、左脚の下に差し込む。同様に、②タオルケットの左端を右脚の下に差し込み、下半身全体を包むように巻きつける。

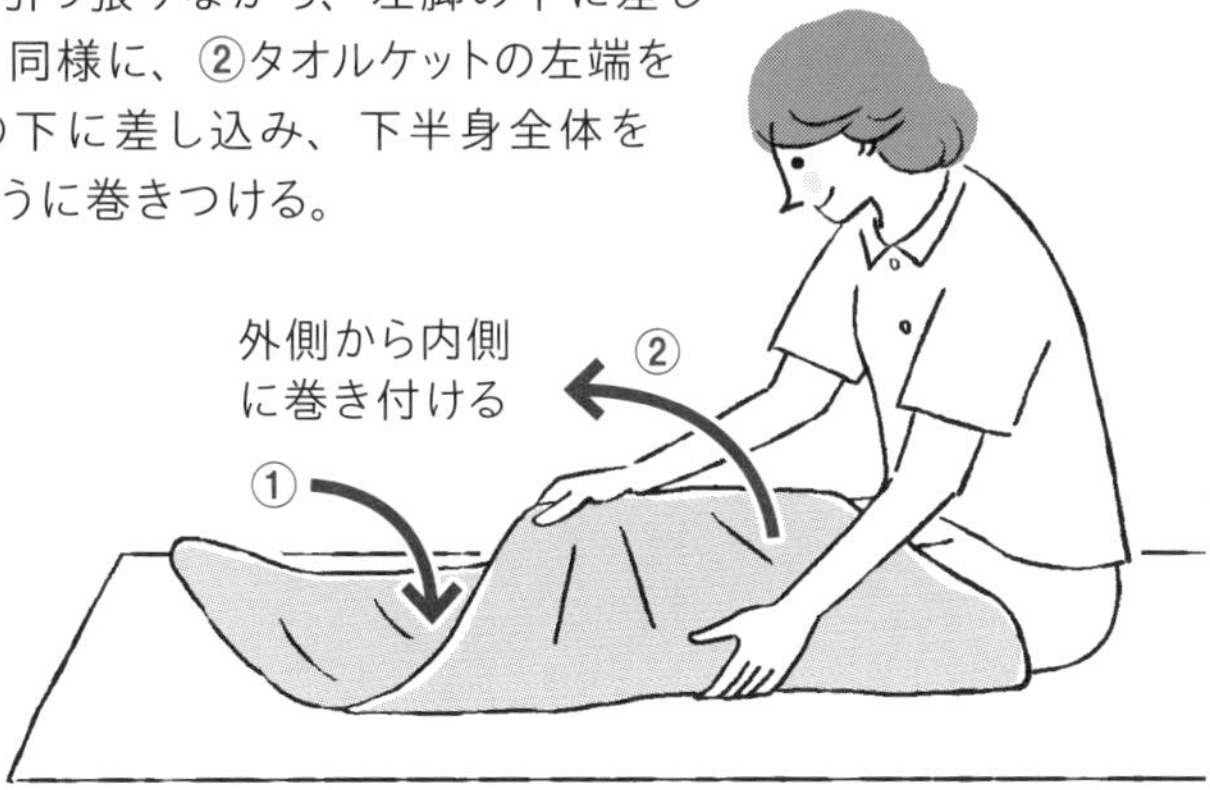


## 2 そのまま眠る

タオルケットの巻き終わりを、脚の下に差し込み、両脚が真っすぐな状態で軽く固定する。その上に掛け布団などを掛けて、そのまま眠る。寝返りでタオルケットがズレたり外れたりしてもOK。眠りにつくまでの体勢として、毎晩の就寝のたびに行う。

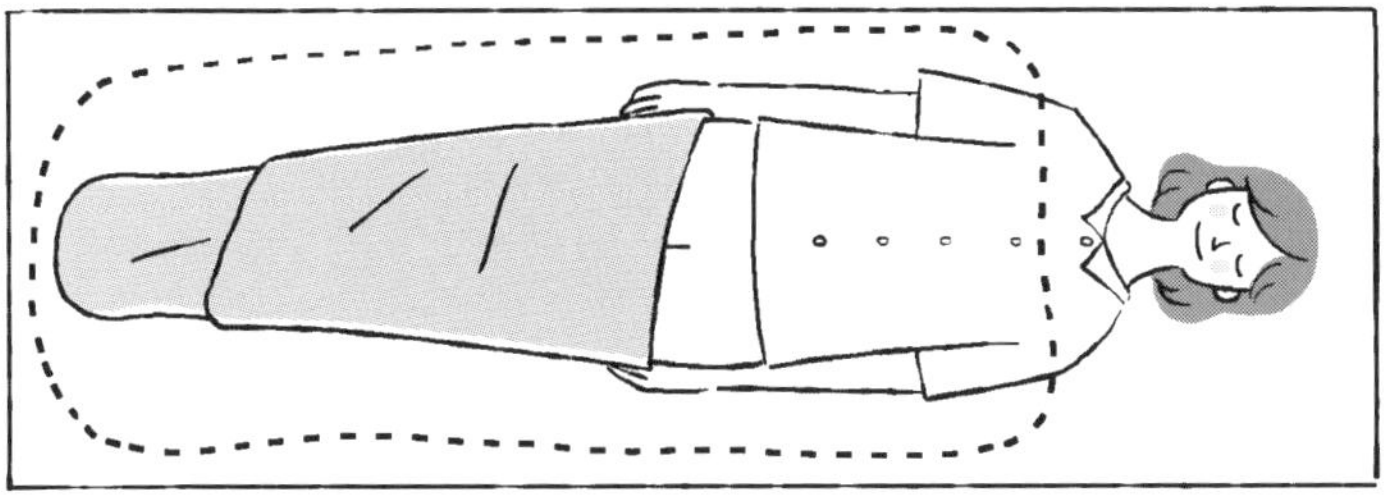

アレンジ（シーン別）編

# 生活シーンにひざケアを取り込んで、暮らしの中でも痛み解消！

ひざ痛をなるべく早く、最短経路で解消するには、適切なケアをおっくうがらずに続けることも重要です。いくら合理的で効果の高いストレッチや体操を知っていても、たまにやる程度では「宝の持ちぐされ」になってしまいます。

そこで、ここからは**「忙しい毎日の暮らしの中に取り入れやすいセルフケア」**をご紹介します。「お風呂に入りながら」「家や職場でイスに座りながら」「階段を移動しながら」など、生活シーンによくある場面で、すぐに実践できるセルフケアを3つご用意しました。

「ベーシック（基本）編」「ひざ周りの機能アップ編」のストレッチ類が、床に座ったり寝たりしながら「じっくりケアするもの」であるとしたら、ここからの「アレンジ（シーン別）編」のストレッチは、なにかをしながらでも行える**「ながらケア」**と考えてください。

こう言うと、効果に不安を持たれる人もいらっしゃるかもしれませんが、心配はご無用です。

「アレンジ（シーン別）編」も、「ベーシック（基本）編」や「ひざ周りの機能アップ編」と効果の大きさに変わりはなく、**こちらも当院で患者さんに行っている施術と同じメカニズムが働くように工夫したものです。**

しかも、考慮したのはそれだけではありません。

お風呂やイス、段差という、それぞれの場所の特徴を生かしたセルフケアのやりかたになっていて、なおかつ、そうした場所でこそ行う意味があるものになっているのです。

それでは、具体的な内容を、次のページからご説明していきます。

ひざのつらい症状をより早く、より効率的に改善・解消するために、ぜひ活用してください。

痛み解消

温熱効果で

可動域UP

# 入浴ひざ曲げ伸ばし

このストレッチでは、ひざを「最大限に伸ばすこと」と「最大限に曲げること」をゆっくりと行います。

お風呂でじゅうぶんに温まってから行うため、**「普段は痛くて曲げ伸ばしがつらい」**という人でも、ひざ関節をいつもよりスムーズに動かせるはずです。実践されれば、すぐにおわかりになるでしょう。

これは、ひざ周りの硬くなっている組織にお湯の温熱効果が行き渡ることによって、ひざの動く範囲が広がるので、「絶好のトレーニング」になるからです。

また、ひざ痛に深く関係している組織（膝蓋下脂肪体・大腿四頭筋の腱・膝蓋靱帯など）に対しても、**温熱とストレッチの「ダブルの作用」**が届き、緊張・硬直した状態から解放され、適切なリフレッシュが行われることで、**柔軟性を回復させることもできるのです。**

ただし、ご自宅の浴槽のサイズによっては、ひざを真っすぐに伸ばせないケースがあるかもしれません。

そのときは、83ページにある「正座バージョン」を行いましょう。同様の効果を得ることができます。

## 1 お湯の中で両ひざを真っすぐに伸ばす

浴槽内でお湯に浸かって体が温まったら、両脚を真っすぐに伸ばしてから体の内側に向かって少し回す（内旋させる）。

ひざのお皿の骨（膝蓋骨）のすぐ上に両方の手のひらを当てて真下へ押し込み、最大限にひざを伸ばした体勢を30秒間キープ。

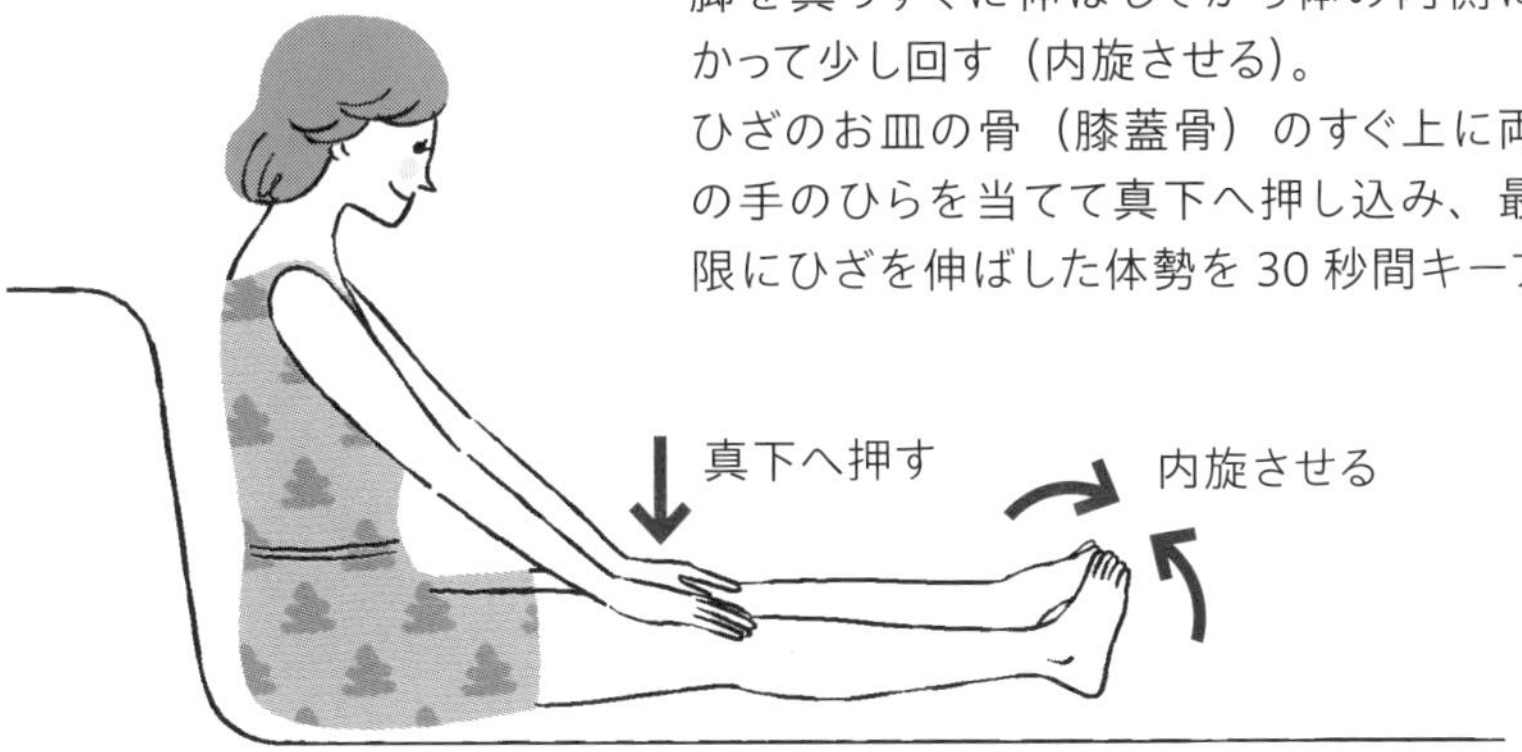


## 2 痛いほうのひざを曲げる

痛いほうの脚のすねを両手で抱え、脚を体の内側に向かって少し回した（内旋した）状態のまま、かかとがお尻につくくらいまで最大限にひざを曲げて30秒間キープ。

***1***と***2***を1セットとして、入浴のたびに実践するのがお勧め。

ひざ関節全体の隙間を広げるようなイメージで行うと効果的。余裕があれば、反対の脚でも同じ要領でストレッチを行う。

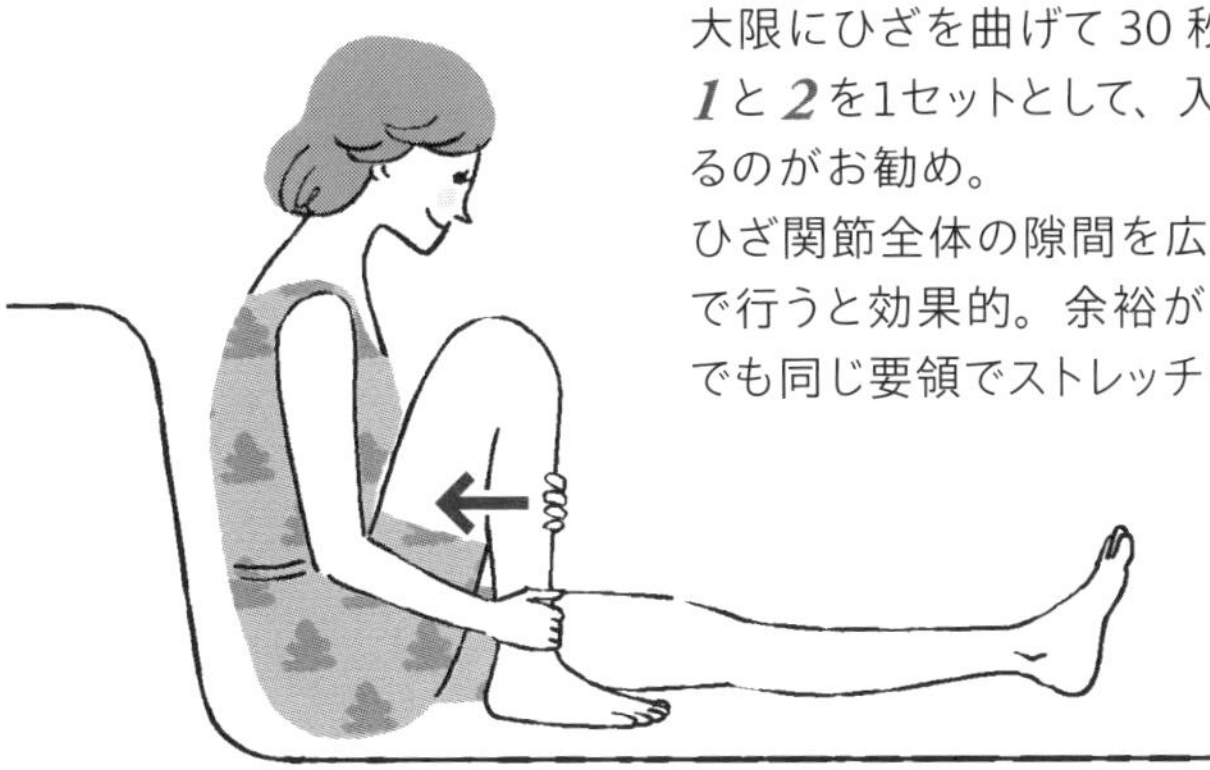

※痛くて、かかとをお尻につけられない場合は、できる範囲でOK

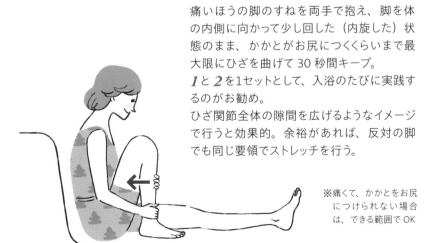

痛み解消

スタート
ペイン対策

動く前に

# ひざのお皿回し

ひざを曲げた姿勢が癖になっていると、太ももからひざ下にかけての縦のライン（大腿直筋―大腿直筋を含む大腿四頭筋の腱―膝蓋靱帯）が緊張・硬直してしまいます。すると、大腿四頭筋の腱・膝蓋靱帯の下にある「お皿の骨（膝蓋骨）」は、内側に押し込まれる形になります。

すると、お皿の骨と、太ももの骨（大腿骨から構成されるひざ関節＝**「PF関節（膝蓋大腿《しつがいだいたい》関節《かんせつ》）」のスペースが狭まり、次第に固まっていきます。**放置すれば、動く範囲は制限され、痛みも生じるようになるのです。

こうしたトラブルの予防・解消にきわめて効果的なのが、「ひざのお皿回し」です。

このストレッチを行うと、前述したひざ関節のスペースに余裕が生まれ、**関節内の骨の滑らかな動きをサポートする「関節液（滑液）」もじゅうぶんに行き渡ります。**太ももからひざ下にかけての縦のラインの緊張・硬直をほぐすこともできます。そのため、痛みの抑制にかなりの即効性があるのです。

イスから立ち上がるときや、歩き始めるときの痛み**（スタートペイン）を抑えるのに、最適の方法です。**動き始める前に、ひざのお皿回しをぜひ実践してください。

## 1　ひざのお皿の縁に指を当てる

イスに座って脚の力を抜いたら、痛いほうのひざのお皿の骨（膝蓋骨）の縁に、両手の親指と人差し指の腹が沿うように当てる。

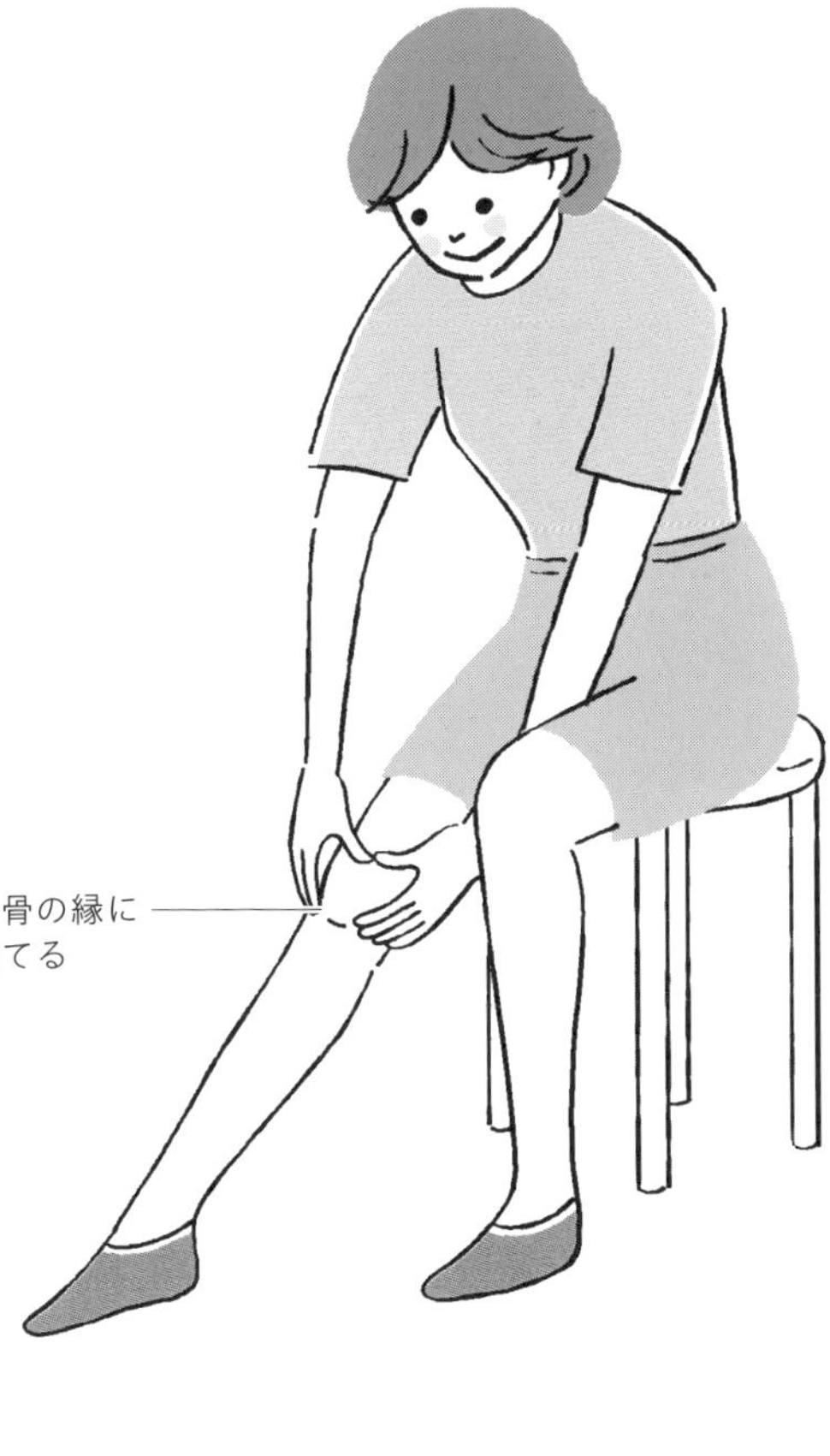

## 2 上下左右にお皿を動かす

痛いほうのひざを上下左右に30秒間ほど手で動かし、お皿の骨ができるだけ動くようにする。

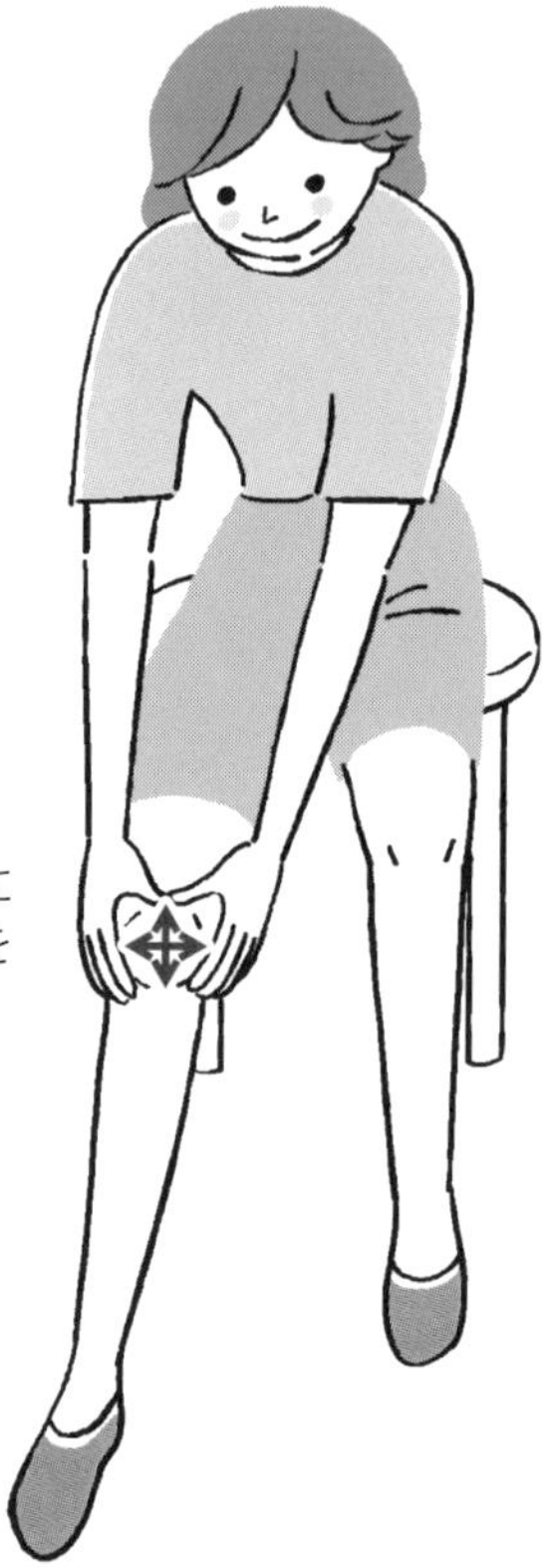


POINT

### 骨と骨の間を広げるイメージで

お皿の骨と、その奥にある太ももの骨（大腿骨）のスペースを広げ、ひざ関節内に関節液を行き渡らせるようなイメージで行うと効果的。

## 3 回転させたり、浮かせたりする

さらに 30 秒間ほど、お皿の骨を回転させるような動きを加えたり、浮かせるような動きを加えたりする。

*1*〜*3*を1セットとして、「この動きをするといつも痛くなる」という場面の直前に実践するのがお勧め（日常的に1日1〜3セット行うのも可）。

余裕があれば、反対のひざでも同じ要領で行う。

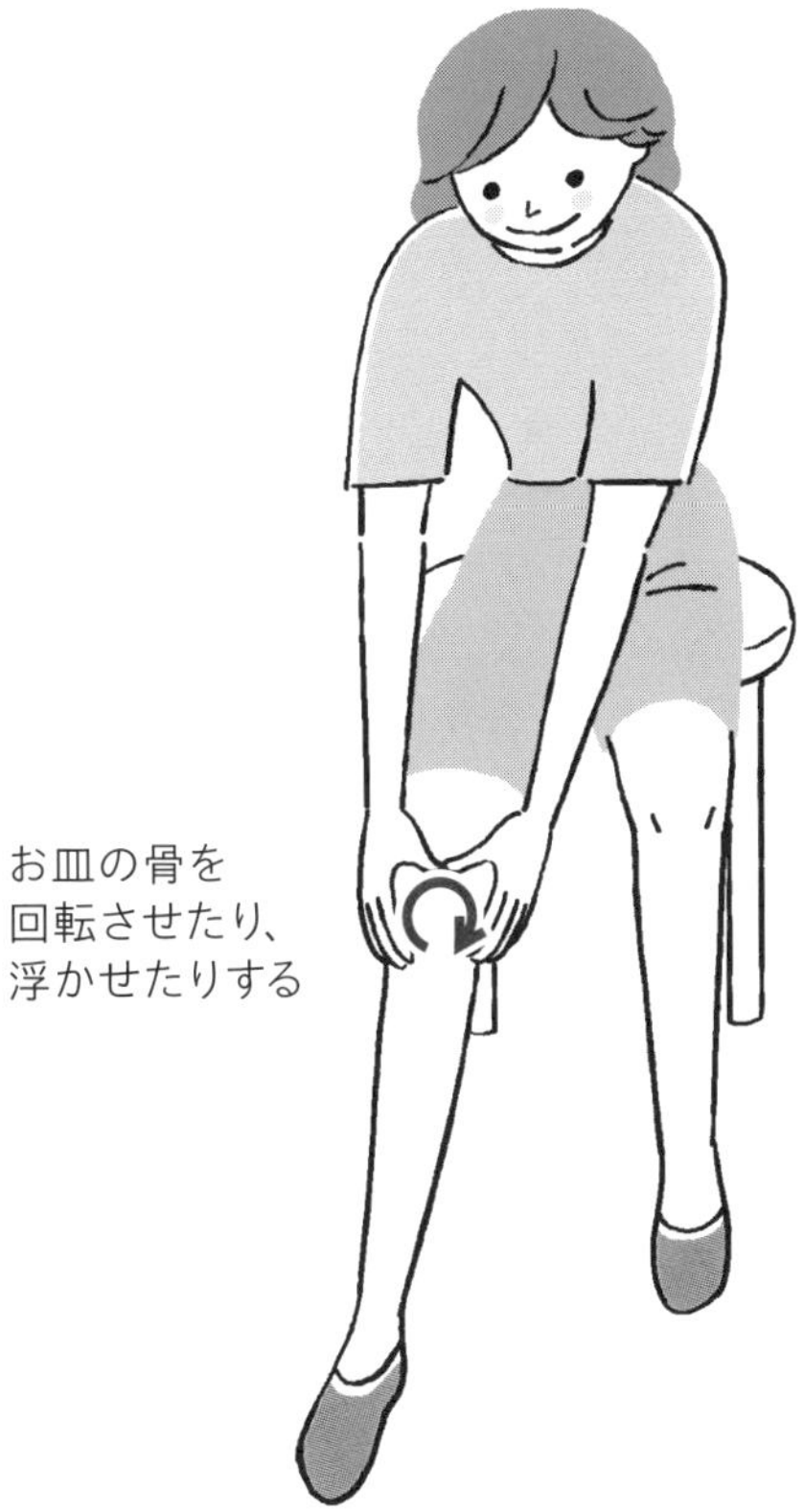

痛み解消

ひざ裏の痛みに

階段などで

# 段差でかかと落とし

このストレッチは、**「ひざ裏が痛い」**という人に特にお勧めです。

ひざ裏の痛みは、一般的には2つの原因によって現れます。

1つは、ひざの裏にある脂肪体（大腿骨後脂肪体）が硬くなっている場合。もう1つは、**ふくらはぎの筋肉（腓腹筋）の上部が硬くなったり、その結果として炎症を起こしたりしている場合です。**

この2つのうち、前者の問題は、「ひざ周りほぐし」（44ページ参照）で対処できます。

そこで、後者の問題を解決するために考案したのが「段差でかかと落とし」です。ふくらはぎの筋肉の上端にピンポイントでかけるストレッチなので、トラブルを解消できます。痛みでかかとをじゅうぶんに下げられなければ、かかとの下げ幅を徐々に大きくしていけばOKです。

なお、このストレッチを行うと、普段はなかなか行わない「足先を上に向ける動き」（背《はい》屈《くつ》）をすることになり、アキレス腱もリフレッシュできます。そのため、**足首の関節（足関《そくかん》節《せつ》）の可動域を広げる作用もあり、連動するひざ関節にさらなるプラスをもたらすことができるストレッチ**なのです。

## 1 段差の縁に立つ

段差の縁に、両方の足裏の前方を乗せて立つ。ふらつきや転倒を防ぐため、手すりや壁に手をしっかりとかけておく。

※安定した段差で行うこと。階段で行う場合は、転倒に注意の上、一番下の段で行うこと

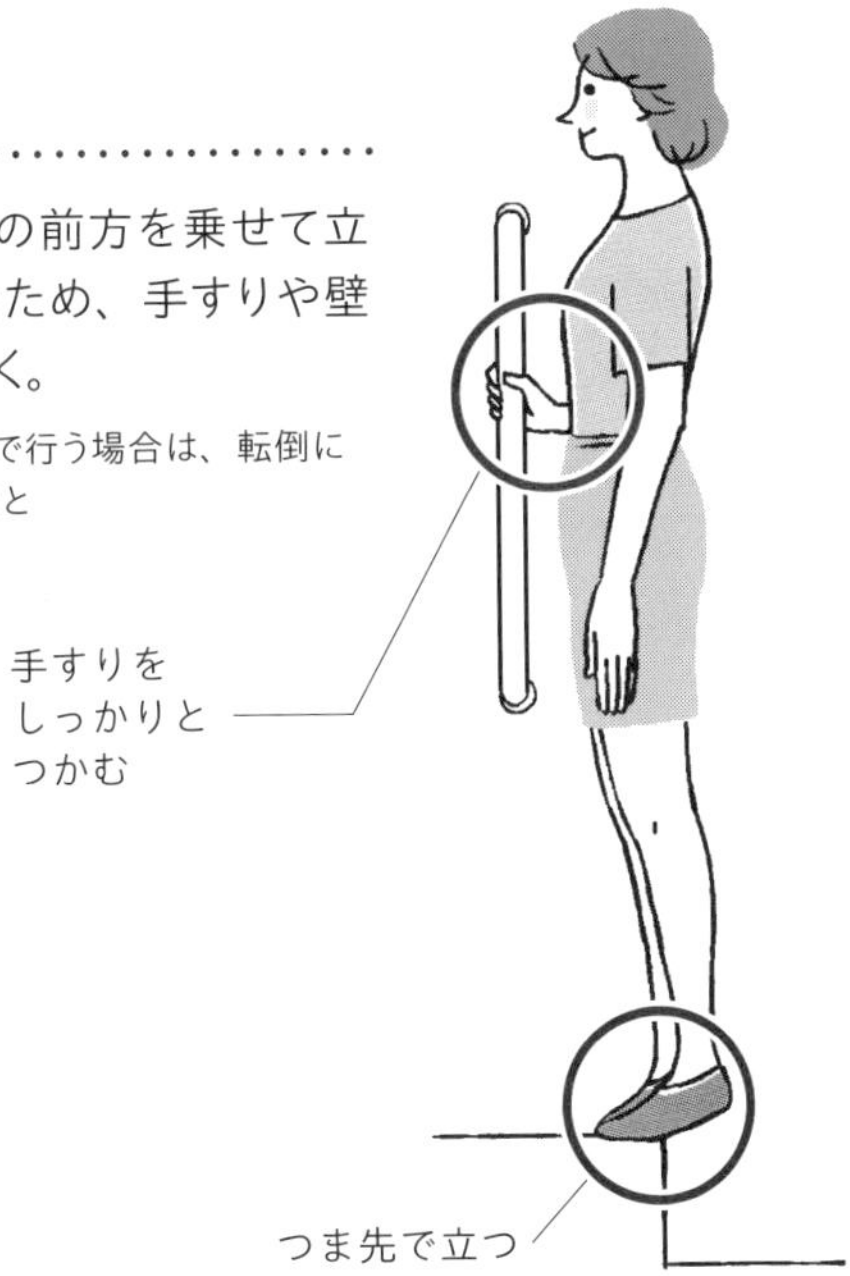


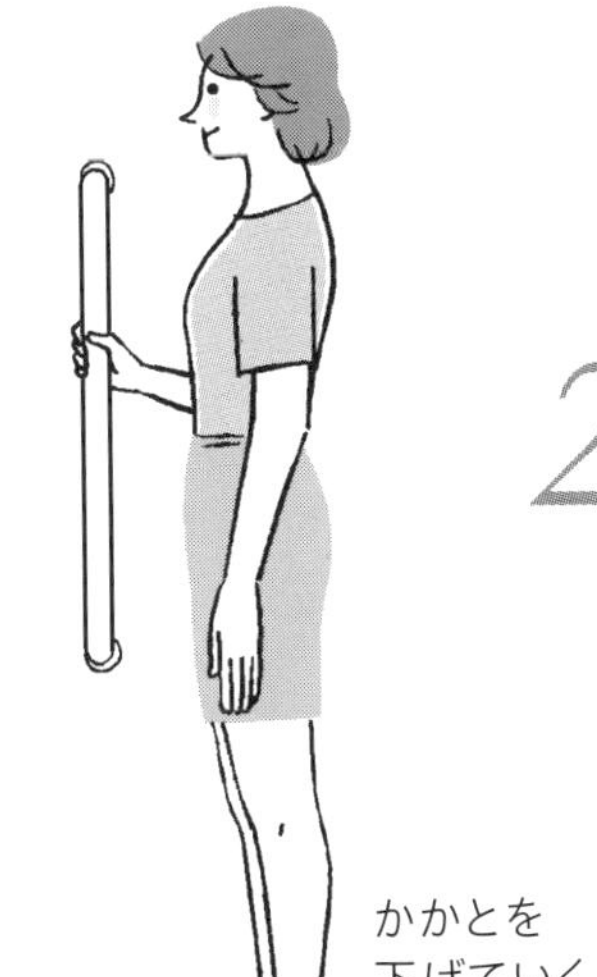

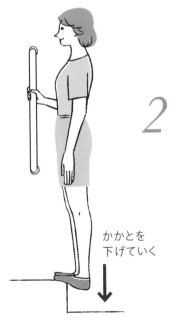

## 2 かかとを下げ、ひざ裏を伸ばす

そのまま、体重を後方にかける意識で両足のかかとを同時にゆっくりと下げていき、両ひざの裏を10～20秒間伸ばす。

***1***と***2***を1セットとして、回数の目安は、1日1～3セット。

ふくらはぎの筋肉の上端をグーッと伸ばすイメージで行うと効果的。

※後ろにマットレスなどのクッション材を敷く、頭を保護するなど、安全に注意を

もっと知りたい！
「ひざ痛対策」

COLUMN 2

# 対症療法の関節内注射よりも症状の根本原因への対策を！

ひざ痛や、関節の動かしづらさの治療として、これまでに「ヒアルロン酸」や「ステロイド」の関節内注射を受けてきた人は少なくないでしょう。

ヒアルロン酸は、軟骨（関節軟骨）や関節液（滑液）に本来多く含まれる成分であることから、不足した場合に注射で補うことによって、ひざの痛みの軽減やひざ関節の動きを改善することなどを目的にしています。

このヒアルロン酸注射で、一時的に楽になることはあるでしょう。しかし、変形性膝関節症の診断を受けて保険適用になったとしても、受けられる回数・頻度には限界があります。一時的に楽になることで、かえってひざを酷使してしまうケースもよく耳にします。また、人工的な注入を続けることで、関節液を分泌する滑膜の機能を低下させる可能性もあります。

また、ステロイド注射も、急性の炎症による痛みの抑制には適していますが、副作用の関係上、通常は短期間での多用はできません。ステロイド性の骨壊死のリスクもあります。さらに、これはヒアルロン酸注射にも共通したことですが、細菌などによる感染症のリスクもあります。

そもそも、関節内注射は、症状を一時的に軽減しようとする対症療法にすぎません。痛みや動かしづらさを根本から解決するには、やはりほんとうの原因への対策が必要だと思います。

第3章

SAKAI'S METHOD

# ひざの痛みと動かしづらさを完全克服するための「11の新生活習慣」

FOR KNEE PAIN

# 普段の「生活習慣の見直し」がつらい症状の解消を強力サポート

ひざ痛と、私たちの生活スタイルの関連を考えると、きわめて密接な関係があるのは間違いありません。

大多数のひざ痛は、**日常生活中のよくない姿勢や動作などが積み重なった結果として現れます。**

昨日までなんともなかったのに、急にひざに痛みが現れた。あるいは、急にひざを動かしづらくなった。そうした場合は、スポーツや転倒などによるケガなど、外傷性の要因がある可能性が高いでしょう。

しかし、一般的なケースは違います。加齢の影響もたしかにありますが、よりいっそう気をつけるべきは「悪い生活習慣」です。悪い生活習慣を続けてきたことが、**ひざの関節や骨の異常を招き、周囲にある組織の機能低下も引き起こし、痛みや動かしづらさを生み出しているのです。**

また、本書にあるストレッチを実践して症状が解消したとしても、日常の悪い生活習慣を改めなければ、**トラブルが再発してしまうのは時間の問題です。**

つらい症状ときっちり決別し、いい調子を長くキープするためには、悪い生活習慣を見直して、ひざにとっての「いい生活習慣」＝「新生活習慣」を取り入れる必要があるのです。

もちろん、現時点で具体的な症状がまだ現れていない人にとっては、それが**ひざ痛を予防**することに直結しています。

ですから、第2章にある各種ストレッチの実践と併行して、次のページからご紹介する新生活習慣をできるだけ身につけるように意識してください。

いくつかの項目がありますが、いずれも取り組んでみれば「意外と簡単」と感じられることばかりです。しかも、すべてを行わなければいけないわけでもありません。

**「悪い生活習慣で自分に当てはまっているものがあれば改める。いい生活習慣で始められそうなものがあれば取り入れてみる」。**これくらいの気持ちからでもいいので、まずはひざ痛との日常的なつき合いかたを変えていきましょう。

不調解消

新生活習慣

1

# 階段の昇り降りにできる痛みを最小化するコツ

ひざ痛を抱えた人が日常生活で苦労しがちな場面といえば、「階段の昇り降り」です。

この点について、まずお伝えしたいのは、**「無理に階段を使う必要はまったくない」**ということです。エスカレーターやエレベーターがあれば、躊躇《ちゅうちょ》せずに使いましょう。「階段を使って脚の筋力をつけるのがいい」という俗説は、気にしなくてけっこうです。

もし筋力をつけたいのであれば、もっと合理的な方法もありますし、筋力アップが難しい高齢者や女性ともなれば「量より質」の観点で筋肉を考えるべきです。**ひざ関節の健康を考えれば、わざわざ階段を使う意味はないのです。**

とはいえ、自宅などでは、階段を使わざるをえない場面があるでしょう。そんなときは、階段での歩きかたを工夫してみてください。

痛みが現れやすい「降りるとき」のコツは、左ページでご説明します。

一方、「昇るとき」は、「太ももの後ろ側からお尻にかけての筋肉」を意識し、これらの筋肉を動かして体をグイッと引き上げる感覚で昇ると、ひざ周りの痛みが現れにくくなります。**昇るときも脚の運びは「痛みが少ないほうの脚」を先に**（上に）出すのがいいでしょう。

＼ズキンとした痛みが現れにくい！／

## 階段の降りかた

### 1 「痛みが少ないほうの脚」から降りる

痛みが少ないほうの脚から、最初の一段目を降りる。さらにこのとき、なるべくつま先からソフトに着地するようにして、ひざへの衝撃を少なくするようにする。

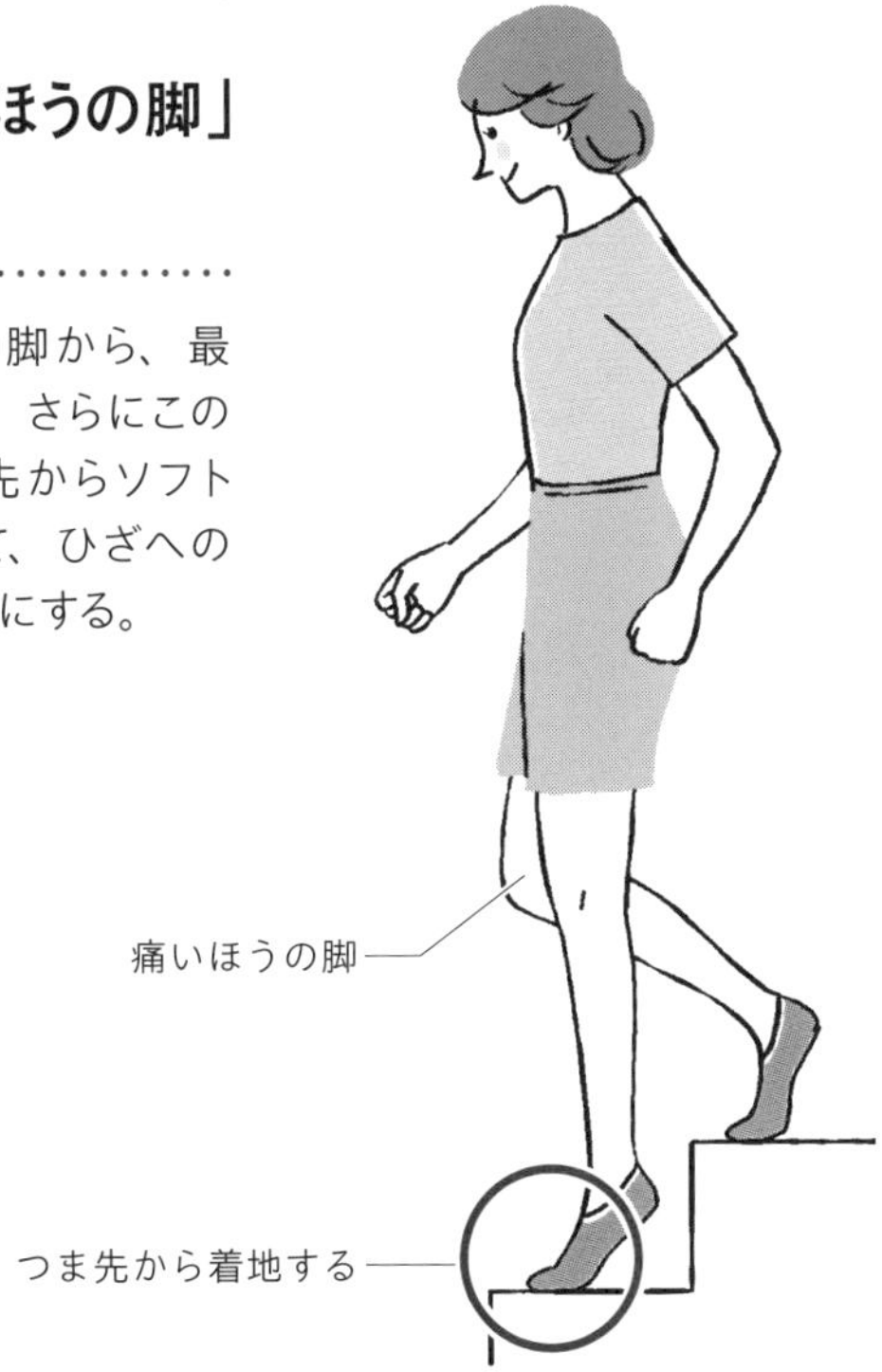


### 2 「痛いほうの脚」をそっと降ろす

次に、痛むほうの脚を降ろすときも、つま先からソフトに着地する。痛みがひどいときには、トントンと降りるのではなく、階段一段ごとに両脚をそろえて止め、「必ず痛みが少ないほうの脚から」と心がけるといいでしょう。

※痛みが少ないほうの脚→痛いほうの脚の順で降りる

新生活習慣

2

# 入浴中にできるひざ痛対策

体を温めて血流をよくすることは、ひざ痛を改善・解消するのに非常に有効です。

それは、ひざの関節内でクッション機能を担う半月板《はんげつばん》の内側や軟骨（関節軟骨）には血管がなく、半月板や軟骨への栄養補給は、滑膜《かつまく》から出される関節液（滑液《かつえき》）に依存しているからです。そして、その「たいへんな仕事」をこなす滑膜には、血管が豊富に存在しています。

この滑膜での血流が悪くなってしまうと、**磨耗した半月板・軟骨に栄養を与えながら修復する働きがある関節液がきちんと分泌されなくなる**ことも起こりうるのです。

さらに、半月板や軟骨のかけらによって傷ついた滑膜自体も、血流の悪化によって修復されるのが遅くなるでしょう。つまり、**炎症による痛みがいつまでも治らないどころか、大きくなる可能性まであるわけです。**

そうならないためにも、とにかくひざを温めて血流を良くするため、日常的にお風呂をフル活用しましょう。私のお勧めは、**39度くらいの少しぬるめのお湯に首まで浸かり、10分程度ゆったりする入浴法です。**さらに、ひざが温まった状態で最適なストレッチを行うと、最高のひざ痛対策ができます。

＼お風呂を最高の“ひざケア空間”に！／

## 正座で「入浴ひざ曲げ伸ばし」

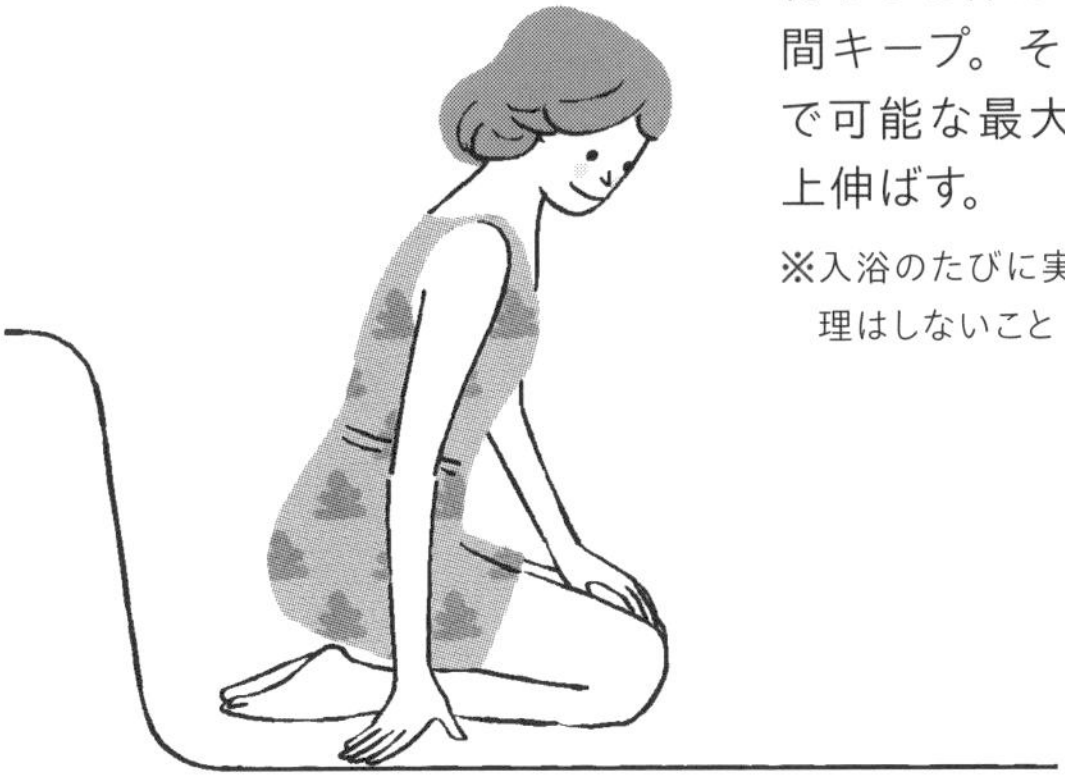

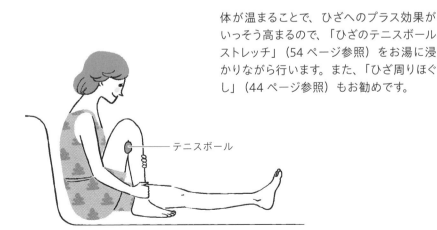

浴槽内でお湯に浸かって体が温まったら、背すじを伸ばして正座をした体勢を30秒間キープ。その後、両脚を崩し、浴槽内で可能な最大範囲で両ひざを30秒間以上伸ばす。

※入浴のたびに実践するのがお勧めですが、決して無理はしないこと

## お風呂で「ひざのテニスボールストレッチ」

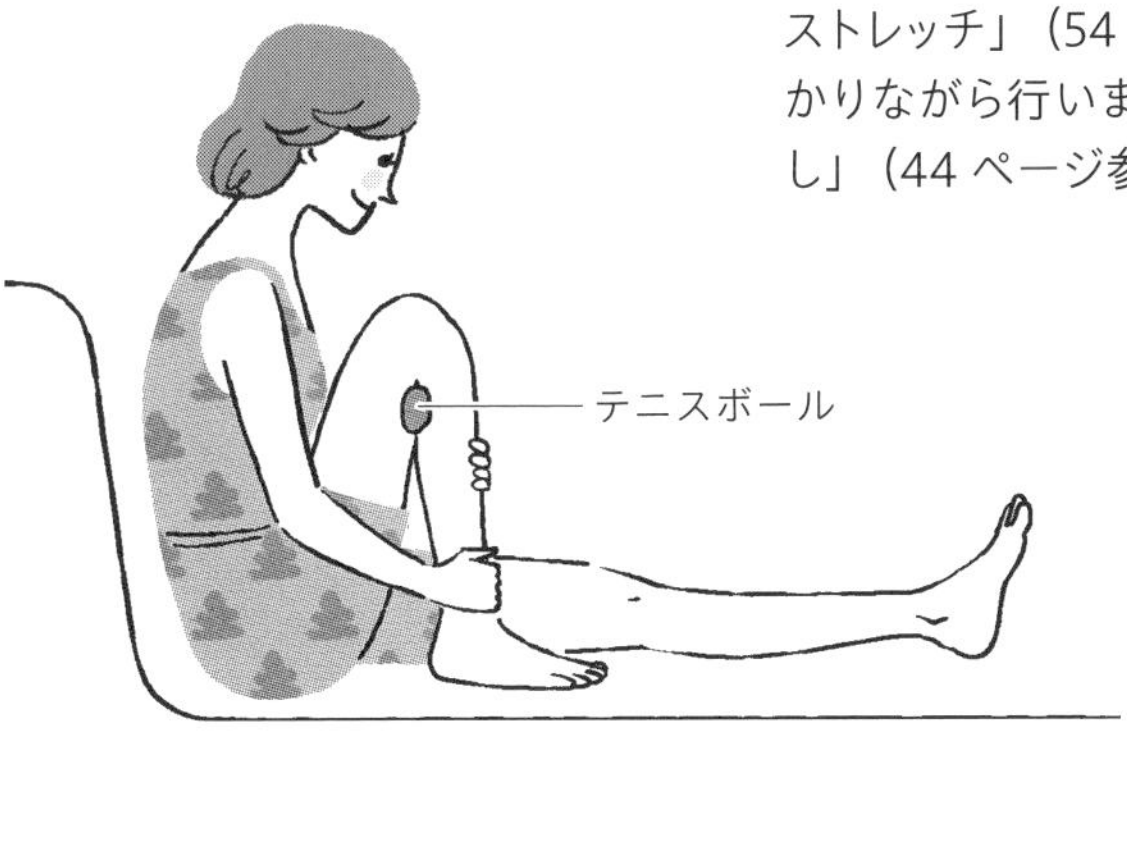


体が温まることで、ひざへのプラス効果がいっそう高まるので、「ひざのテニスボールストレッチ」（54ページ参照）をお湯に浸かりながら行います。また、「ひざ周りほぐし」（44ページ参照）もお勧めです。

不調解消
新生活習慣
3

# 悪い姿勢からのひざ痛を抑えるテクニック【腰編】

全身のさまざまな関節は、お互いに連携しながら動いています。

そのため、ある1つの関節の調子がよくなれば、その関節とリンクしている関節の調子もよくなります。反対に、ある関節の調子が悪くなれば、連携先の関節の調子も悪くなります。

ひざの関節と高い連携性があるのは、腰の関節です。特に、骨盤中央の仙骨と左右の腸骨の境目にある**「仙腸関節《せんちょうかんせつ》」**という関節は、ひざの関節と密接に連携しています。

そもそも仙腸関節は、「全身の関節リンクの要」と言っても過言ではないほど重要な関節で、通常は前後左右に数㎜動くことで、体の重みや外部からの衝撃を和らげています。

ところが、仙腸関節は、動く範囲が非常に小さいだけに、すぐに引っかかりを起こして固まりやすい関節なのです。**日本人の約8割が仙腸関節の不調を抱えているとも言われています。**

ですから、仙腸関節を適切にケアし、正常な機能を回復させれば、**ひざ関節にかかる負荷がかなり軽減されます。**重心バランスが崩れて、腰やひざを曲げて体を支える必要もなくなるのです。そのための最善策が、86ページの「仙腸関節ストレッチ」です。

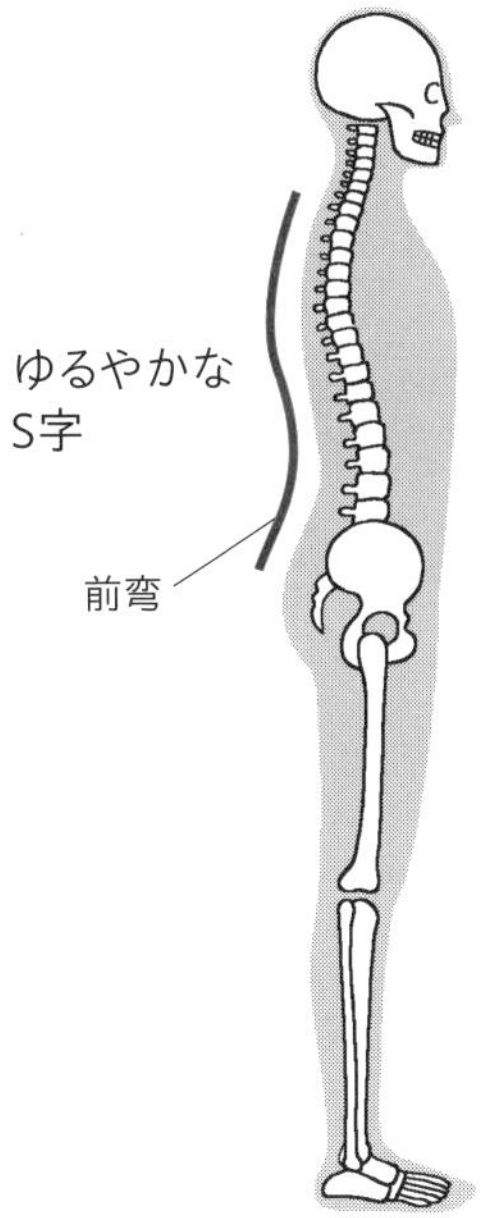


## 理想の姿勢

背骨全体がゆるやかなS字状カーブを描き、腰から背中にかけては「少しだけ反ったカーブ（前弯）」になっている。

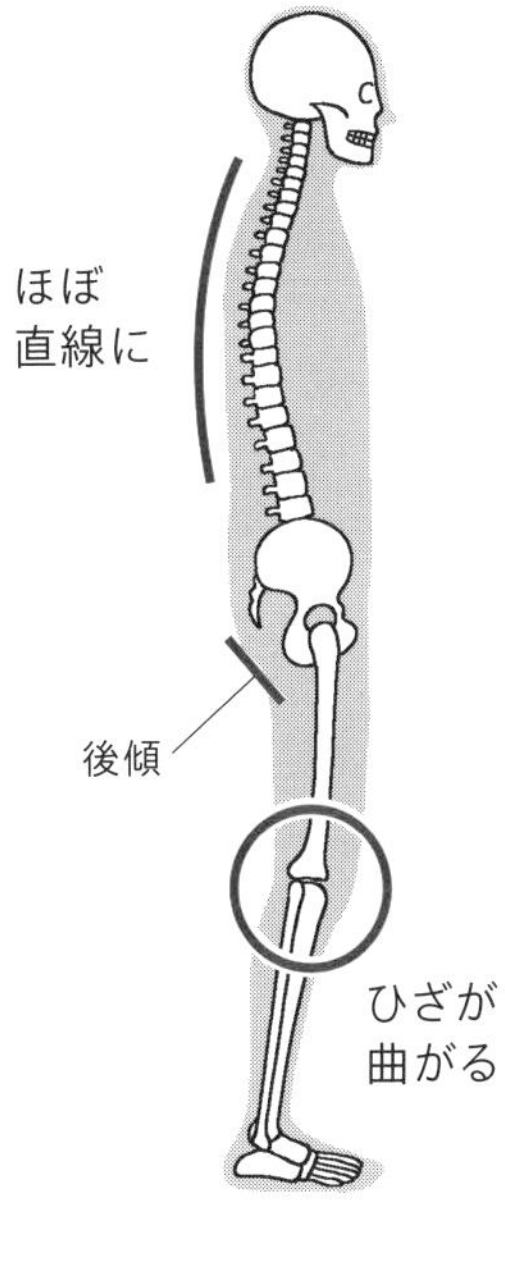


## 腰の悪い姿勢

腰から背中がほぼ直線状の「フラットバック（平背）」になり、ひどい場合は、本来とは逆に前方へカーブした形になることも。すると、骨盤が自然と後傾し、ひざが曲がり、ひざの関節や組織に過剰な負荷が加わるようになる。

↓

腰の悪い姿勢・癖を矯正する必要あり!

\ ひざ痛につながる「腰の悪い姿勢」を矯正! /

# 仙腸関節ストレッチ

## 1 まずは目印の尾骨を確認

お尻の割れ目の上の出っ張った部分=「尾《び》骨《こつ》の先端」を探し、そこに握りこぶしをあてておく。

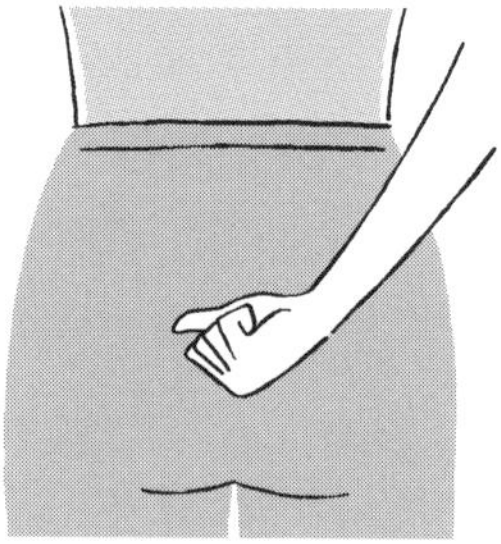

### 用意するもの

**テニスボール 2個**

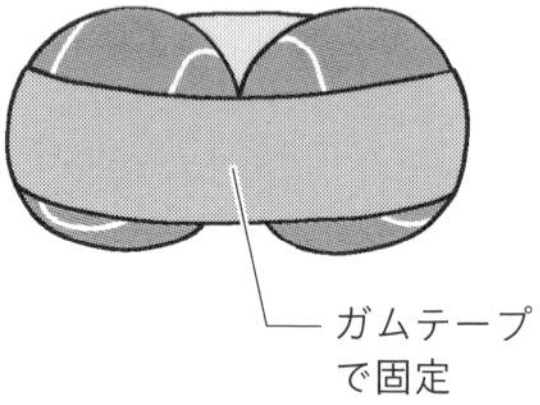


硬式のテニスボール2個をぴったりとくっつけ、ガムテープなどを巻いて固定する。

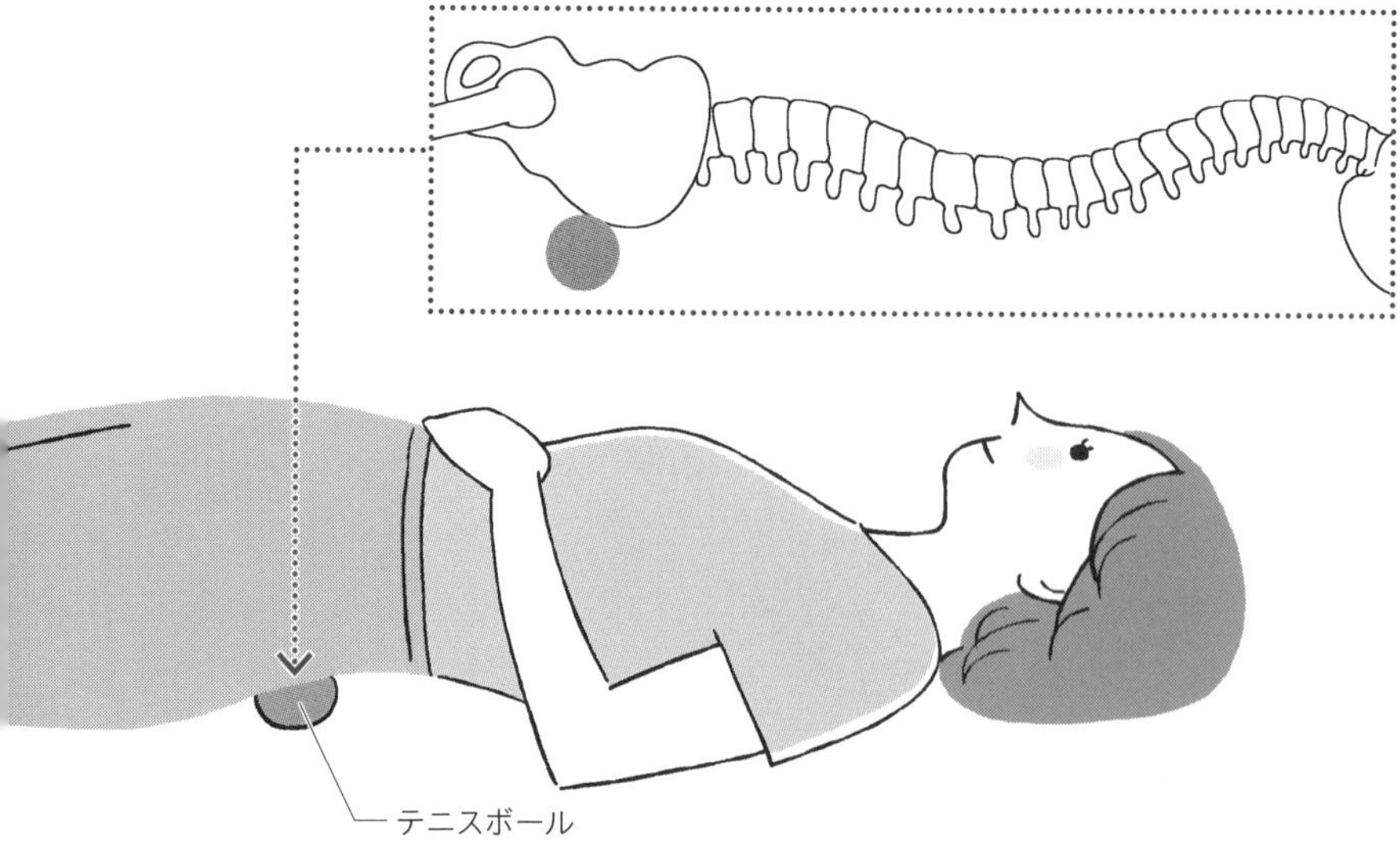

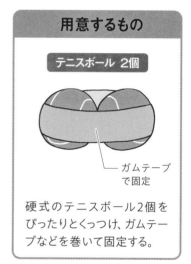

## 2 握りこぶしの上に テニスボールを乗せる

*1*の握りこぶしの上の位置=「仙腸関節」に、あらかじめ用意しておいた2個のテニスボールを左右中央にくるように乗せる。

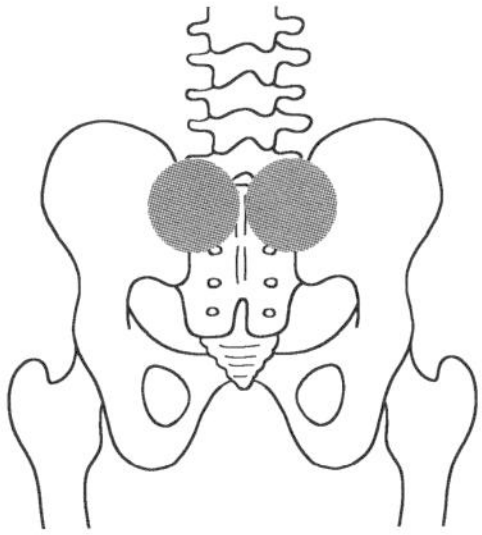

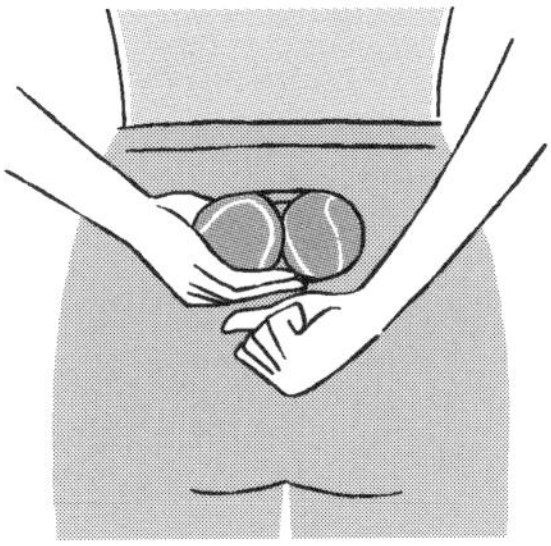

## 3 1〜3分間、仰向けに寝る

握りこぶしを外し、テニスボールの位置がズレないように注意しながら仰向けに寝て、その体勢を1〜3分間キープ。

回数の目安は、1日1〜3回。

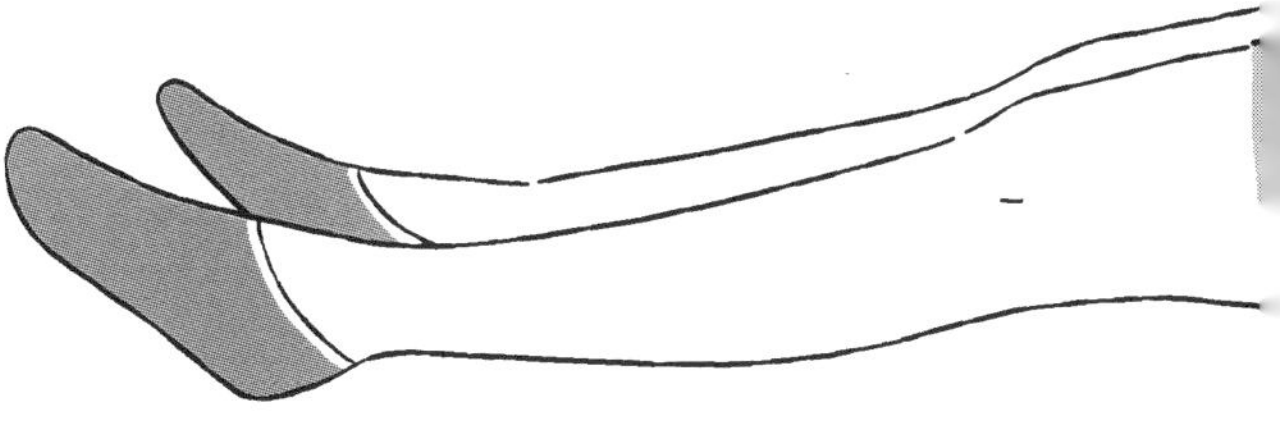

不調解消

新生活習慣

4

# 悪い姿勢からのひざ痛を抑えるテクニック【首編】

全身の中で特に重要な関節としては、「ひざ」の関節はもちろんのこと、「腰」や「首」の関節も挙げることができます。

そして、84ページでお話ししたとおり、全身の関節は連携しながら機能しています。そのため、1つの関節に起こったトラブルを放置していると、別の関節にまで悪影響が及びます。

私のこれまでの施術経験からすると、**男性の場合は「腰⬇首⬇ひざ」**の順で関節トラブルが連鎖し、**女性の場合は「首⬇腰⬇ひざ」**の順で関節が崩壊していく傾向があります。

ですから、ひざの健康を考えるためには、「遠い場所」にあるように思える首の関節トラブルも、決して軽視できないのです。

首の関節トラブルで近年急増しているのが、首から頭までがニュッと前方に突き出す姿勢の**「ストレートネック」**です。さらに、ストレートネックを放置していると、肩甲骨・胸のあたりから背骨が前方へ曲がった形になり、骨盤も前傾した**「スウェイバック」**となり、**しわ寄せがひざにまで及ぶようになります。**

そうした負の連携を抑えるため、首の悪い姿勢を「肩甲骨ストレッチ＋あご押し」（90ページ参照）で矯正しましょう。

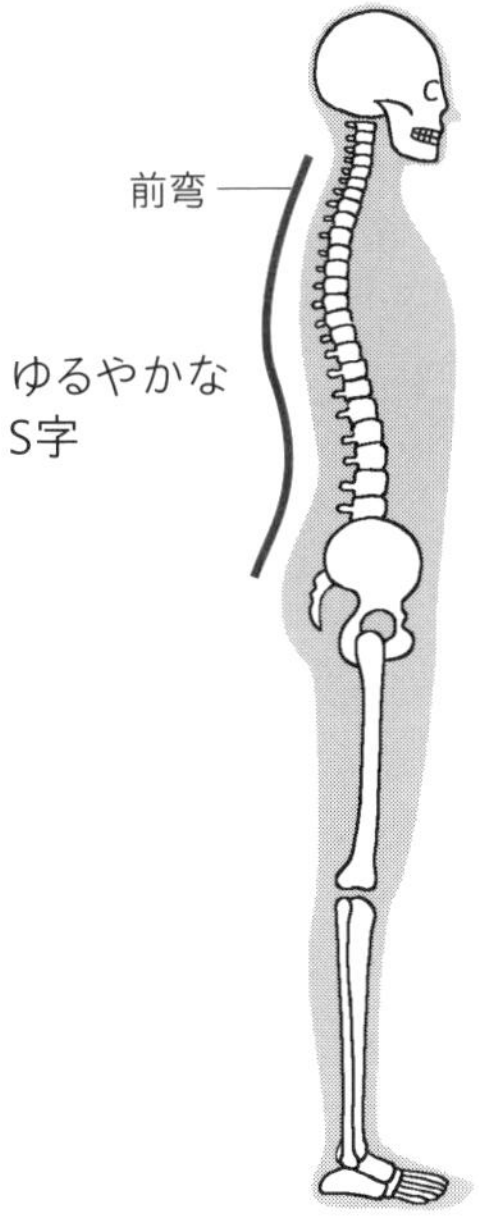


## 理想の姿勢

背骨全体がゆるやかなS字状カーブを描き、首の部分は「少しだけ反ったカーブ（前弯）」になっている。

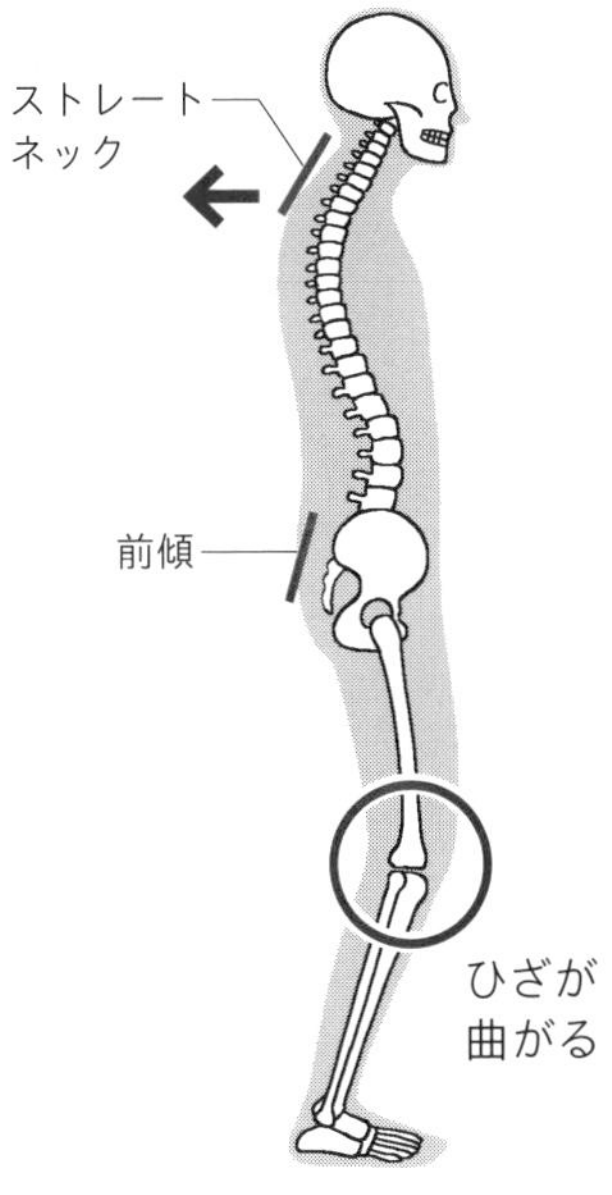


## 首の悪い姿勢

首が前に出ているストレートネックでは、背骨は肩甲骨の位置から前方へ倒れ込み、その肩甲骨あたりの位置が下半身よりも後ろにある「スウェイバック」の形になる。すると、前に位置している骨盤は前傾し、背骨の腰部分が後方に反りすぎるためひざが曲がり、ひざの関節や組織にも過剰な負荷が加わるようになる。

↓

首の悪い姿勢・癖を矯正する必要あり！

＼ ひざ痛につながる「首の悪い姿勢」を矯正! ／

## 肩甲骨ストレッチ＋あごで押し

### 用意するもの

**テニスボール 2個**

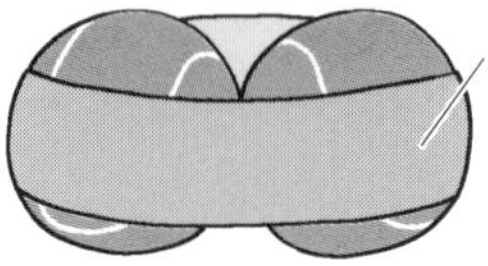


硬式のテニスボール2個をぴったりとくっつけ、ガムテープなどを巻いて固定する。

## 2 1〜3分間、仰向けに寝ながら、あごを押す

ボールの位置がズレないように注意しながら仰向けに寝て、手であごをグーッと押す。その体勢を1〜3分間キープ。

回数の目安は、1日1〜3回。

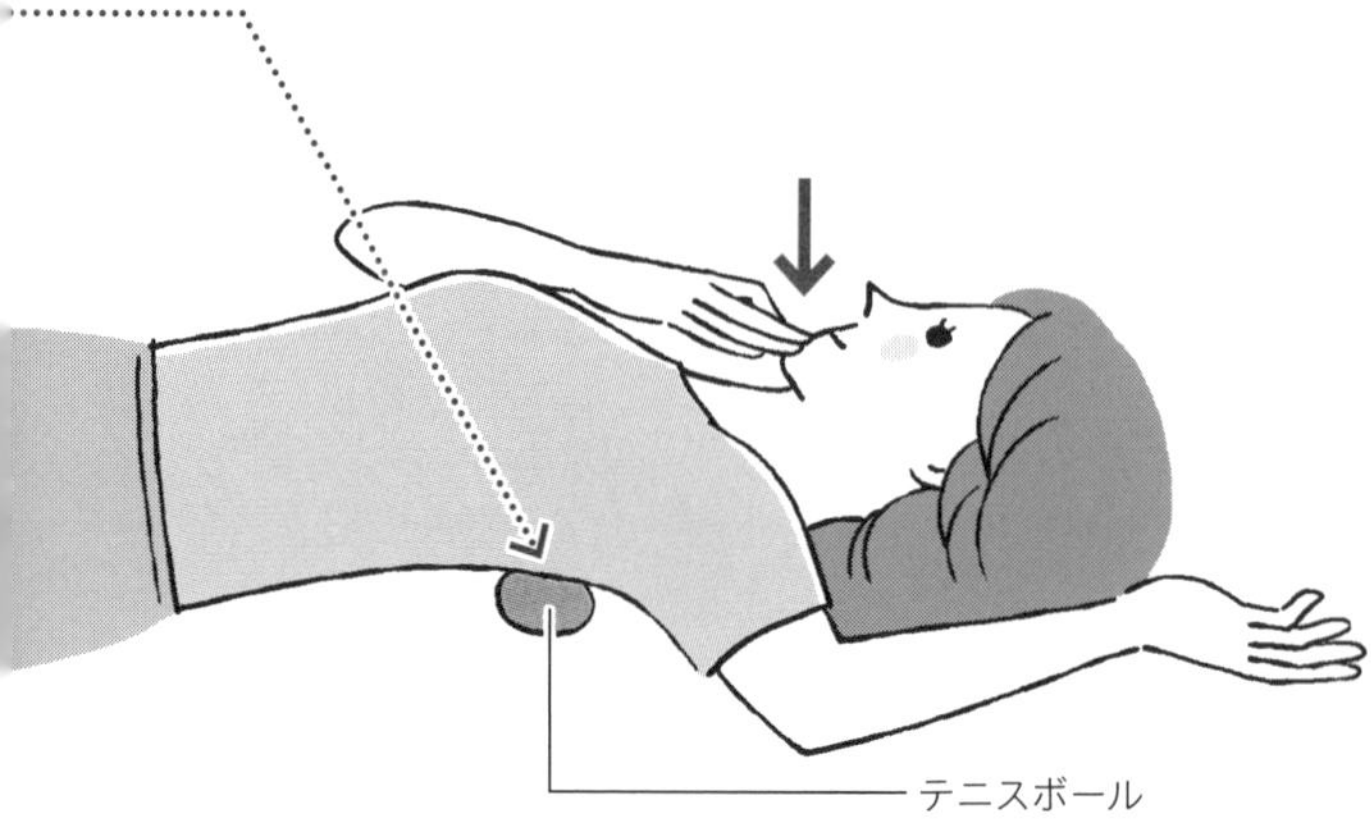

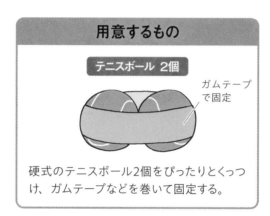

# 1 肩甲骨の間に テニスボールをセット

左右の肩甲骨の間に、あらかじめ用意しておいた2個のテニスボールが左右中央にくるように乗せる。

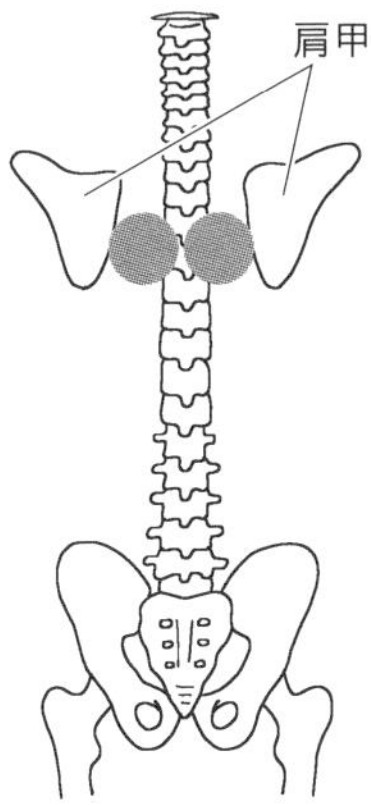


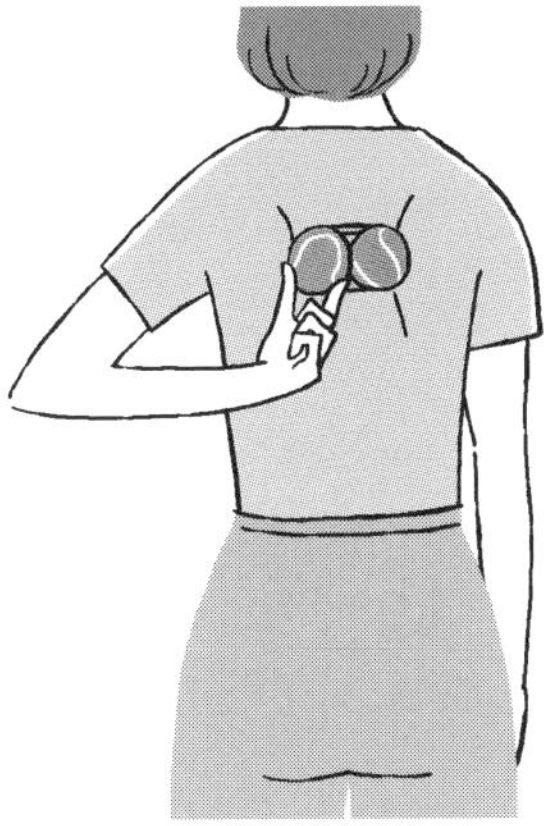

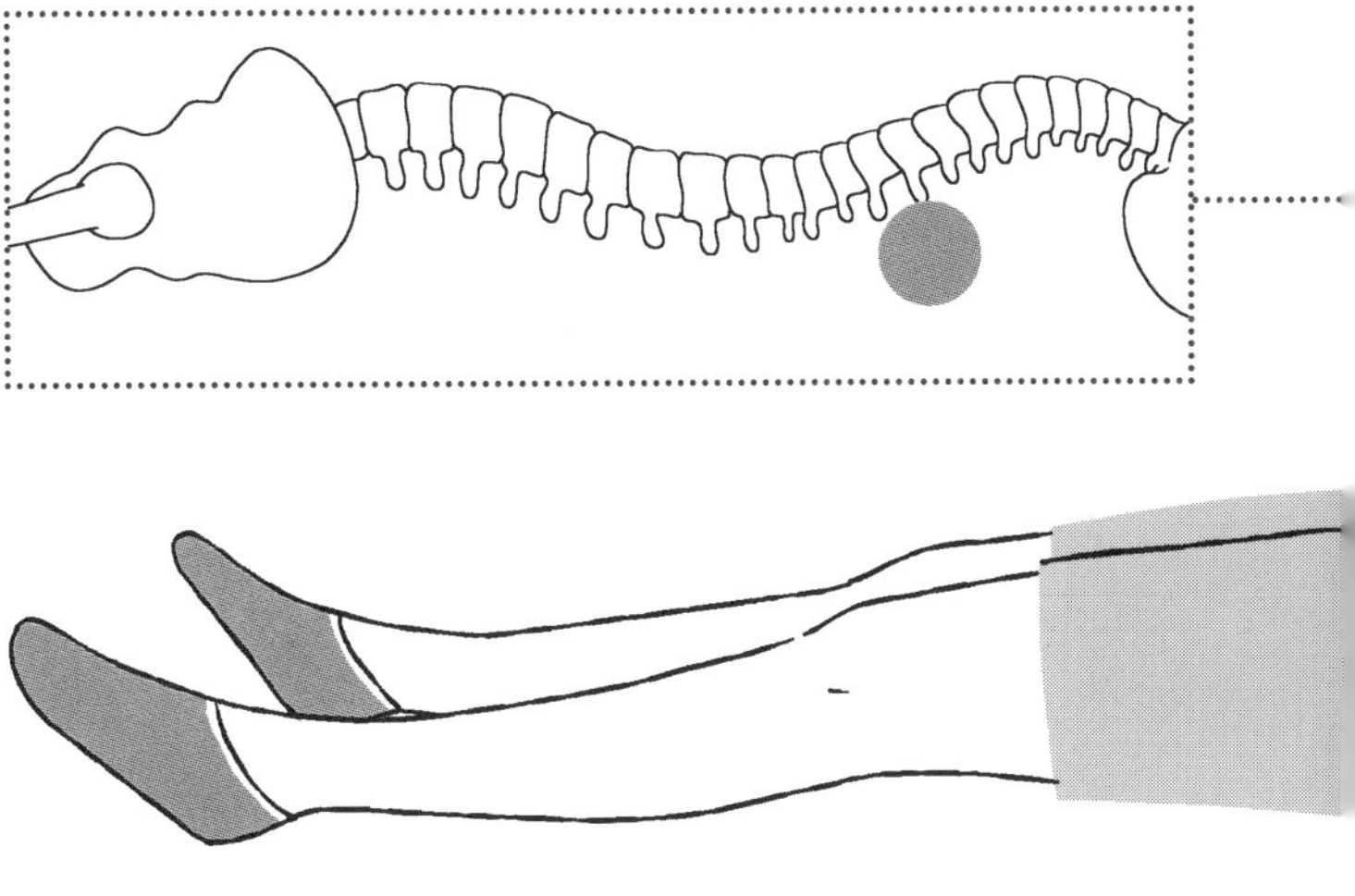

不調解消

新生活習慣

5

# 歩行中にできるひざ痛対策

ひざの痛みや動かしづらさがあると、なるべく動かずに安静を好む生活スタイルになる傾向があります。

しかし、私が接してきた多くの患者さんの例からすると、そのような生活習慣がひざ痛の解消にプラスになることはまずありません。**痛みや動かしづらさを解決したければ、安静よりも動くことです。**普段からひざの関節や筋肉を上手に動かし、そしてその動きを習慣づけ、できるだけ積極的に行うことがいちばんです。

その点で、できるだけ「ひざにいい歩きかた」をしていただきたいと思います。ひざ痛の改善・解消が主な目的なら、**歩く距離やスピードは気にしなくてOKです。**左ページにある姿勢・動きかたの5つのポイントを意識して、ひざにいい歩きかたを実践してください。

最も重要なのは、**「常にひざを伸ばす」**こと。さらに**「体をひねりながら歩く」**ことで、ひざを曲げたまま歩く場合よりも、着地するときの衝撃が緩和され、関節が固まることも防げて、動く範囲（可動域）を広げる作用が働きます。

また、ふくらはぎの筋肉が自動的にポンプのように働いて血流が促進され、ひざの関節周り全体の老化防止にも有効です。

＼ひざ痛持ちの人が意識すべき／

## ひざにいい歩きかた

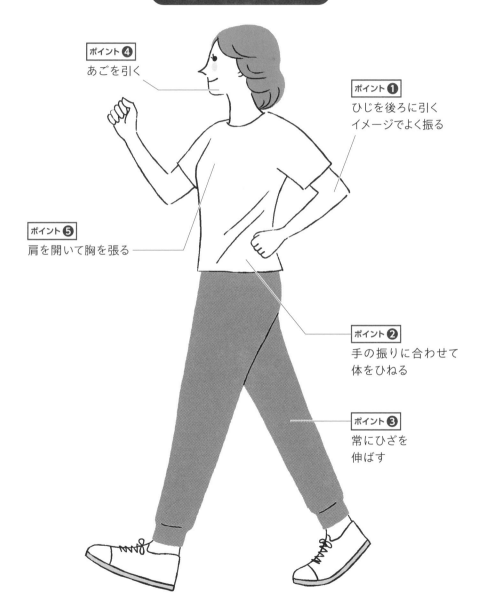

不調解消 新生活習慣 6

# 杖やシルバーカーとのつき合いかた

つい頼りたくなる杖やシルバーカー（手押し車）は、あくまでも「歩行補助具」として使いましょう。普段はできるだけ使わないように心がけ、「痛みがひどいときにだけ使う」ことがひざ痛の改善・解消に効果があります。

言いかたを変えるなら、**「家の中にこもるよりは、これらを利用して歩く」**という選択をするためのものと考えてください。

そして、ひざの調子がいい日には、惰性でこれらを使い続けず、自力で歩くことにトライするようにしましょう。

いざ使うときのために用意するなら、**杖の高さ・シルバーカーの持ち手の高さが、股関節よりも少し高いものがいいでしょう。**

そして実際に使うときには、体重を預けすぎないように注意してください。**体からあまり離さず、持ち手部分に軽く手を添える程度にします。**こうすると、前方重心の前かがみにならず、「いい姿勢」（前ページ参照）に近い体勢を維持しながら歩くことができます。

また、一本杖よりも重心がズレにくく、少しの痛みがあっても姿勢やバランスをキープしやすい二本杖（ウォーキングポール）も、選択肢に入れてもいいでしょう。

＼ひざ痛持ちの人が意識すべき／

# 杖の使いかた

×

杖（一本杖）は、自分の体から離して使うと、どうしても寄りかかる前方重心になり、「前かがみの悪い姿勢」になってしまう。

※シルバーカーも同様

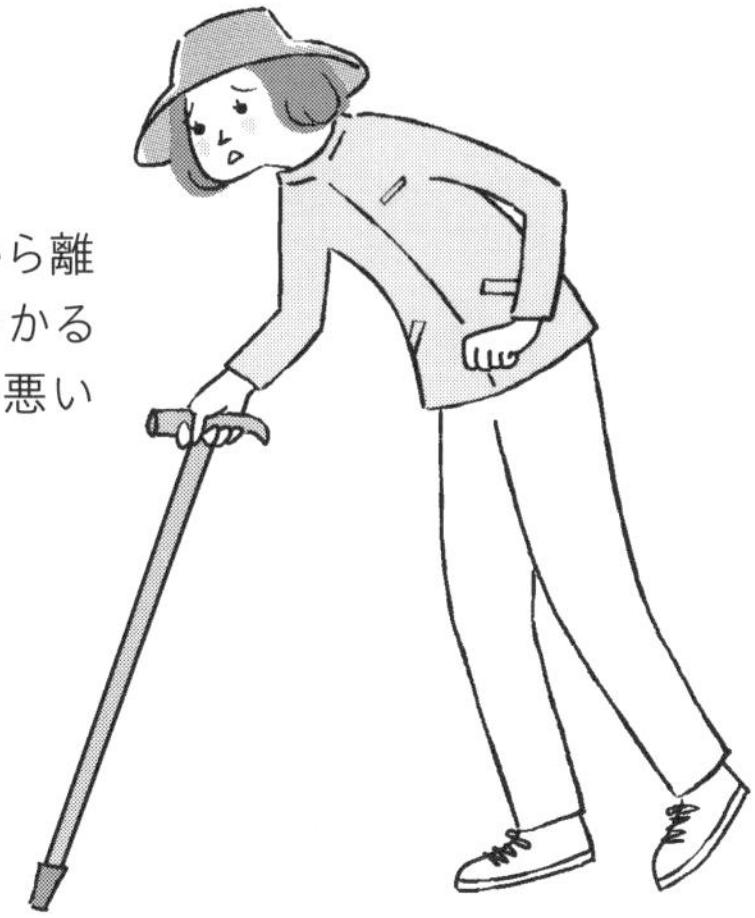

○

杖は足の代わりに1歩踏み出すイメージで、15 ～ 20cm 先につくこと。二本杖（ウォーキングポール）は、一本杖よりも重心がズレにくく、「いい姿勢」もキープしやすい。

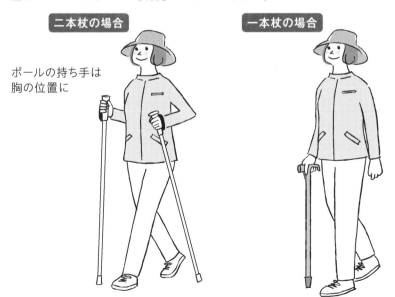

**二本杖の場合**

ポールの持ち手は胸の位置に

**一本杖の場合**

不調解消

新生活習慣

7

# サポーターの効果的な使いかた

ひざ用のサポーターについての基本的な考えは、前ページの杖やシルバーカーと同様で、**「痛みがひどいときに使い、調子がいいときには惰性で使わずに外す」**ということです。

ただ、サポーターには、杖やシルバーカーにはないメリットがあります。**軽く圧迫することで腫れや痛みを抑えられ、保温・温熱効果を得られるという点です。**これらのメリットのおかげで外を歩けるということなら、もちろん使っていただいてかまいません。

しかし、長期間使い続けていると、「着けていないと心配」と精神的に依存しがちになるうえ、関節が固まりやすくなったり、血流が悪化したりすることにもつながりかねません。

やはり、必要のないときは使わず、頼りすぎないように注意してください。痛みがひどくて使っている場合でも、**就寝時は必ず外すことです。**皮膚のかぶれやかゆみが現れやすい人は、それらの点にも気をつけてください。

ほんとうに必要な場面でサポーターを使うときには、「巻きかたのコツ」があります。ひざからすねの「外側へねじれた状態」に対して、内側へ矯正する力を働かせるように、左ページの要領で巻くことをお勧めします。

＼ ひざ痛持ちの人が意識すべき ／

## サポーターの使いかた

サポーターを使うときは、「ひざの外側から内側に向かって巻く」のが最大のポイント。ただし、あまりにサポーターに頼りすぎないこと。

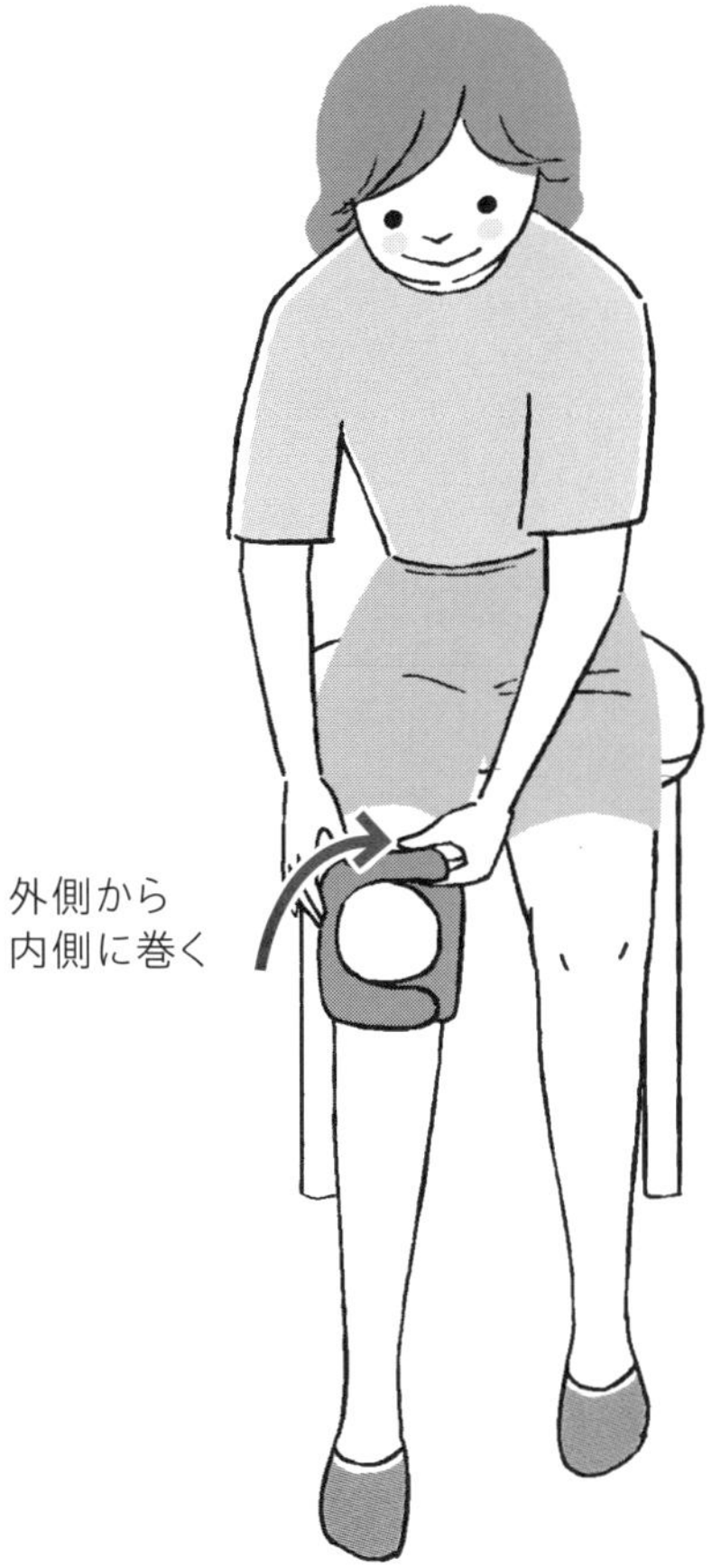

不調解消

新生活習慣

8

# 靴底を定期的にチェックして、ひざ痛リスクを軽減

ひざの健康を考えるなら、定期的に「靴底（靴の裏）」をチェックしましょう。

もし、内側に比べて外側のほうがすり減っているようなら、**O脚が進んでいる**と考えていいでしょう。内側と外側が均等にすり減っていても、「減りのペースが従来よりも早まっている」と感じたら、**ひざの動く範囲が狭まってきている可能性大**ととらえてください。

また、靴底のかかと部分が5～10㎜ほどすり減ってきたら、できれば新しい靴に買い替えたいところです。それが難しい場合は、せめて靴底だけでも新品に張り替えましょう。

ひざ痛を抱えている人が、そうした靴を履き続けていると、**ひざ関節に「アンバランスな負荷」をかける**ことになり、**トラブルを複雑化し**てしまうことも起こりうるからです。

O脚や変形性膝関節症が進んでいるとわかった場合は、「足底板（インソール）」（左ページ参照）を利用する手もあります。ただし、高さのある足底板をいきなり使うのはよくないので、低めのものから使い始めてください。

すでに整形外科などに通っていて、担当医が治療に必要と判断すれば、保険適用の足底板の処方箋を書いてくれます。

＼ ひざ痛持ちの人が意識すべき ／

## 靴底のチェックポイント

### 「靴底」を定期的に確認する

「内側に比べて外側のほうがすり減っている」「かかと部分のすり減りが早い」などは、ひざの動く範囲が狭まってきているサイン。ストレッチの実践度合いの目安にしつつ、早めに靴底を張り替えましょう。

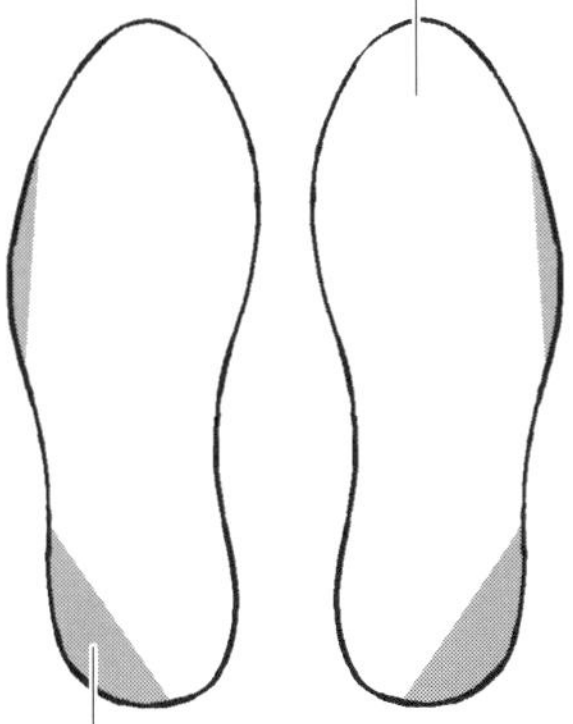


### 人によっては「足底板」の検討を

O脚や変形性膝関節症が進んでいる場合は、「足底板」を利用する手もあります。靴の中に入れることで、足裏の外側が高くなるので、ひざへのアンバランスな負荷が軽減されます。

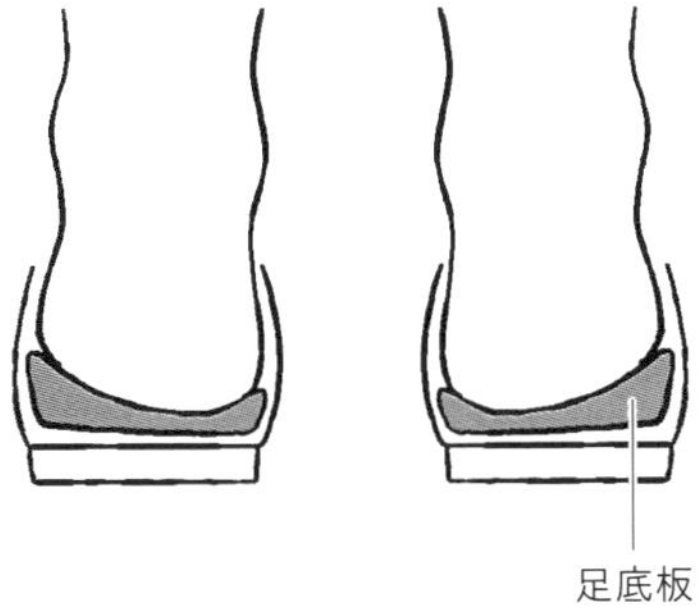

不調解消

新生活習慣

9

# 趣味の運動・スポーツの注意点

ひざ痛を改善するために運動を始めようと考える人もいますが、新たになにかを始める必要はありません。日常的に歩くだけでじゅうぶんです。92ページを参考に、**ひざを伸ばして姿勢よく、まずは10分間続けて歩くことを目指しましょう。**

ただし、水中ウォーキングの場合は、少し注意が必要です。一般的に「健康にいい」というイメージがありますが、たとえ温水プールだったとしても、水温は20度台後半～30度台前半と体温より低い場合がほとんどです。不調がひざ痛だけなら「ひざへの負荷・衝撃がほぼなく、水の抵抗で筋肉を刺激できる」というメリットが上回りますが、ひざ痛に加えて腰痛もあれば、**冷えがひざと腰の痛みを悪化させかねないデメリットが上回るので、控えておくのが賢明です。**

これまで趣味でランニングやジョギングをしていた人は、ひざの痛みが和らぐまでは、お休みしたほうがいいでしょう。着地時の衝撃・体重からの荷重が大きい運動なうえ、走る動作には、歩行時のようにひざを伸ばす瞬間がほぼない＝ひざをずっと曲げ続けているので、ふくらはぎのポンプ作用があまり働かず、ひざ痛の改善効果は期待できないからです。

＼ ひざ痛持ちの人が意識すべき ／

## 運動・スポーツの注意点

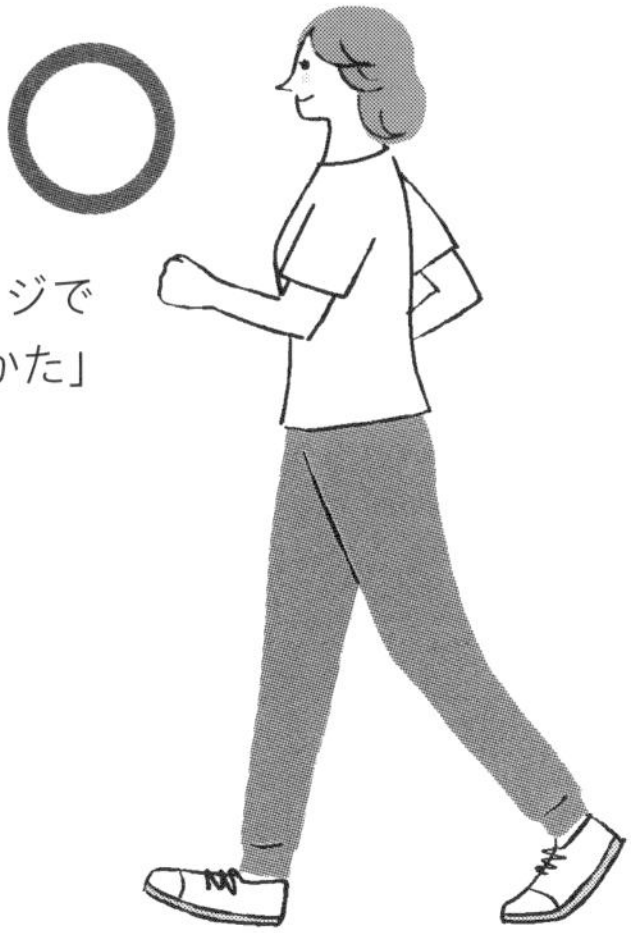

最もお勧めなのは、92ページでご紹介した「ひざにいい歩きかた」を実践したウォーキング。

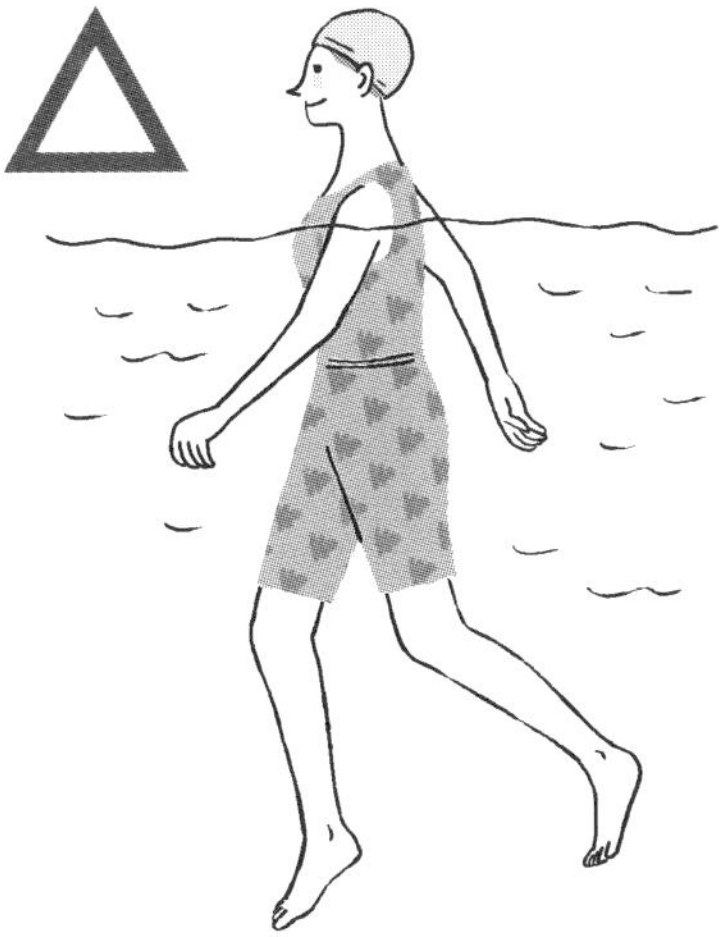

水中ウォーキングは、不調がひざ痛だけならOK。ひざ痛だけでなく、腰痛や首痛、坐骨神経痛などもあれば、控えておくのが賢明。

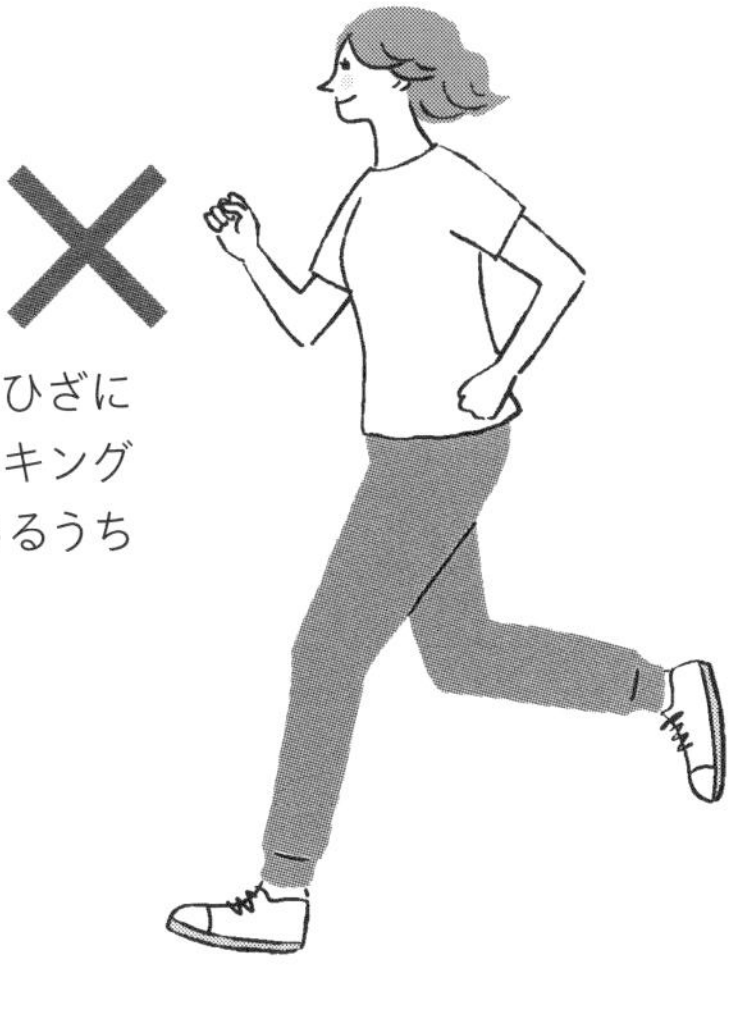

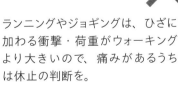

ランニングやジョギングは、ひざに加わる衝撃・荷重がウォーキングより大きいので、痛みがあるうちは休止の判断を。

不調解消

新生活習慣

10

# 脚の筋トレより、散歩を

「ひざ痛対策には筋力トレーニングがいい」と聞いたことがある人は多いと思います。しかし、脚の筋トレは、**まじめにやればやるほど、逆にひざ周りの組織を痛める可能性が高まります。**

筋トレの経験がほぼない人なら、する必要はまずありません。筋トレをする時間があるのなら、その時間で歩くほうがよっぽどましです。

ひざ痛対策としてよく行われているのは、左ページのような筋トレやスクワットです。しかし、私はこれらでひざ痛を治した患者さんに1人も出会ったことがありません。

この筋トレで鍛えられるのは、大腿四頭筋の前面中央にある「大腿直筋《だいたいちょっきん》」だけです。スクワットも、主に鍛えられるのは大腿直筋のため、似たような筋トレととらえられます。

ただし、ひざ痛がある人では、「大腿直筋そのもの―大腿直筋を含む大腿四頭筋の端にある腱―膝蓋靱帯」がすでに緊張・硬直しているケースが多く（60ページ参照）、**その筋肉を筋トレで酷使することは、さらなる機能低下を促すようなものなのです。**

脚の筋肉を鍛えるよりも筋肉を刺激するという観点なら、「クッション挟み」（62ページ参照）を実践してください。

＼ひざ痛解消のためと思っても／

## 筋トレは必要ない！

「ひざ痛解消には筋トレがいい」と思い込んで筋トレをしても、それぞれのひざの状態を考慮した方法でなければ、かえってひざ周りを痛める可能性大。

昔からよく行われてきた、「足首におもりをつけて脚の上げ下げを繰り返す筋トレ」では、ひざ痛は治りません。

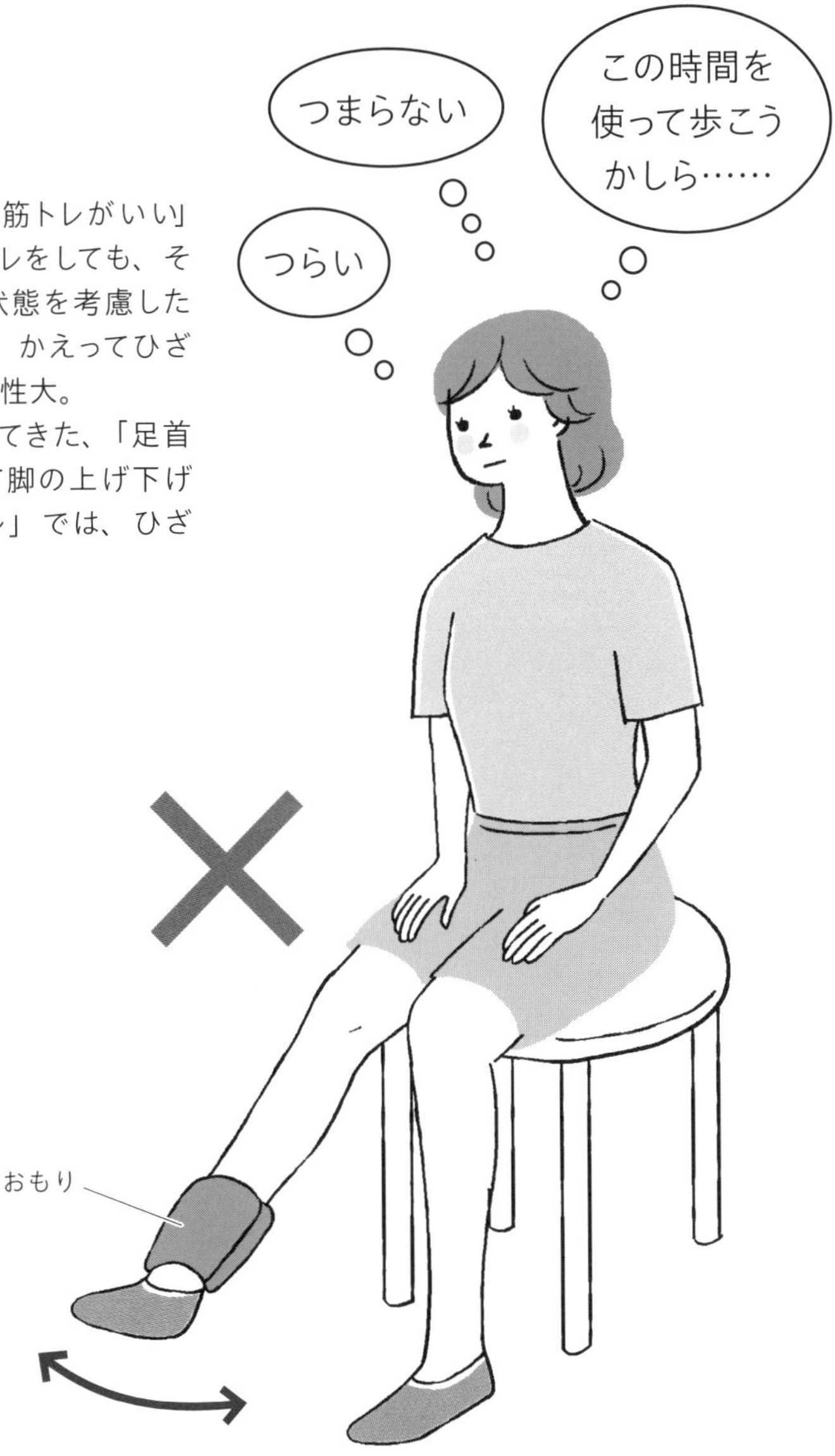
つまらない
この時間を使って歩こうかしら……
つらい
おもり

不調解消

新生活習慣 11

# 「ねじりの動き」を避けて、ひざへのダメージを予防

日常生活のなにげない動作には、ひざを痛める原因になるものがあります。その代表的な動作が、**「ひざをねじる動き」**です。

例えば、台所で炊事をしているとき、床についた両足を動かさず、ひざから上半身をかなりねじって、後ろの棚からお皿を出したり、調味料をとったりしていませんか？

また、同じようにひざから上半身をねじる動きを、掃除や片づけ、趣味のことをしているときにもしていませんか？

思い当たるふしのある人は、今から注意しましょう。

**こうしたねじりの動きは、「ひざの天敵」と言えます。**36ページでご説明した、ひざからすねが「外側へねじれた状態」になるのを促してしまうからです。

そして、**ひざ周りの「痛みの3大原因」**である「ひざ周りの脂肪体」「滑膜&関節包」「筋肉&腱・靭帯の付着部」への**ダメージが大きくなる**ばかりか、ひざのクッション機能を担う**半月板も傷つきやすくなるのです。**

ですから、多少面倒くさいと思っても、今後は**ひざから上半身をなるべくねじらず、体ごと向きを変える**ように心がけましょう。

＼ひざ痛持ちの人が意識すべき／

# 日常的な体の使いかたの注意点

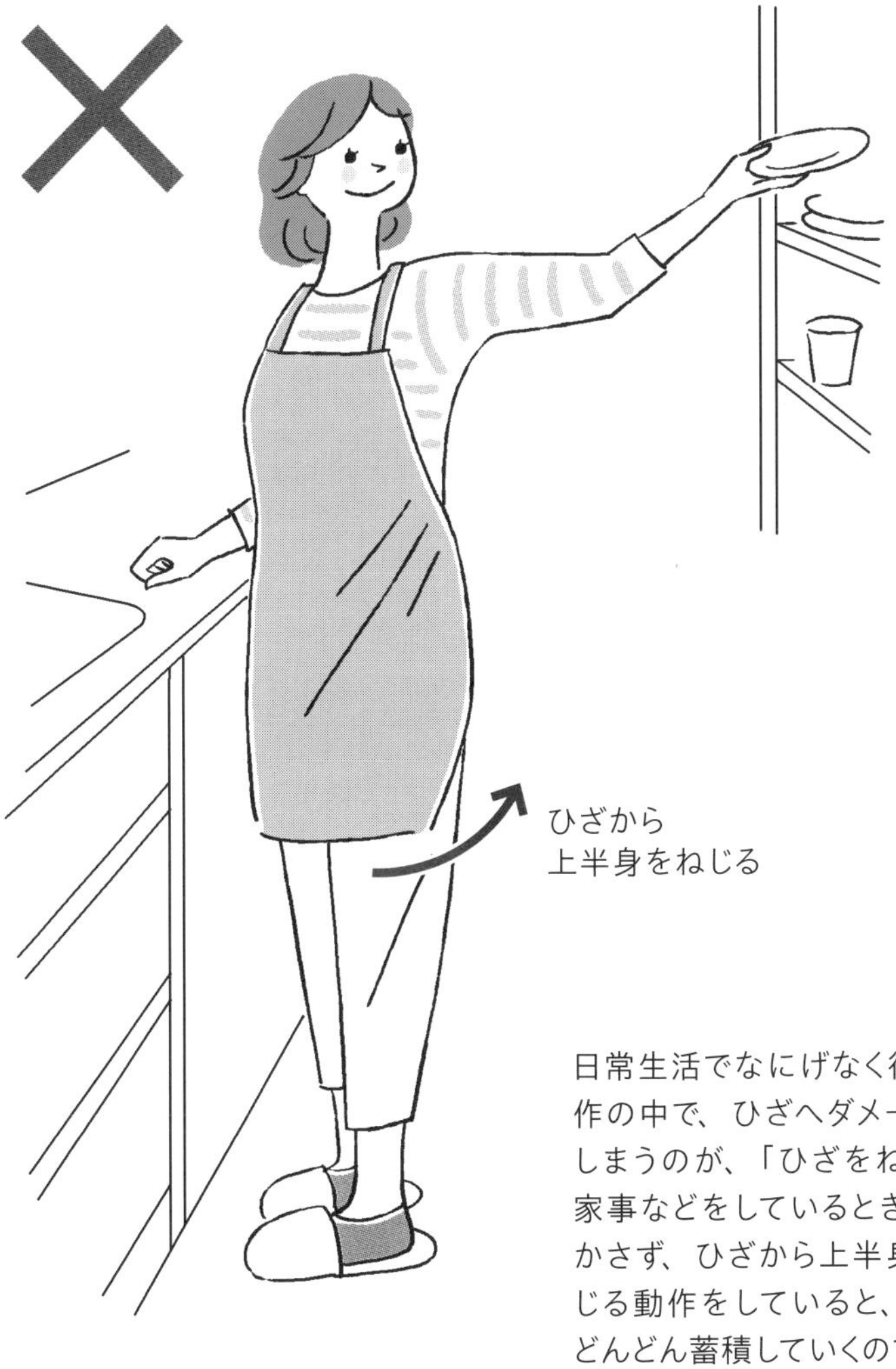


日常生活でなにげなく行っている動作の中で、ひざへダメージを与えてしまうのが、「ひざをねじる動き」。家事などをしているとき、両足を動かさず、ひざから上半身を大きくねじる動作をしていると、ダメージがどんどん蓄積していくので要注意。

もっと知りたい!
「ひざ痛対策」

COLUMN 3

# サプリメントに過剰な期待は×<br>あくまでも栄養面でのサポート役

ひざ痛対策として、コンドロイチンやグルコサミン、コラーゲンなどのサプリメントを摂取している人は多いでしょう。

これらの成分が、軟骨(関節軟骨)や靭帯の形成に必要なものであることは確かです。しかし、口から摂取したこれらの成分が、体内で吸収された後、血液を通じて「届いてほしい組織」である軟骨や靭帯に運ばれるのは、10%以下と言われています。

また、成分が一定程度届いたとしても、そもそもの痛みの原因が軟骨や靭帯ではなく、例えば「ひざ周りの脂肪体」だとしたら、飲む意味がありません。

ですから、サプリメントは、ひざ痛を根本的に解消するものではないということです。

それでも、テレビコマーシャルや通販番組などの印象から、「飲んでいればとりあえず安心。痛みは治るはず」と安易に過剰な期待をかけてしまう人もいるようで、そのせいで適切なケアや治療を怠ってしまうことのほうが、むしろ心配です。

サプリメントは、あくまでも食事の栄養面でのサポート役と考えてください。「効果を期待しすぎない」「頼りすぎない」と心得て、ひざ周りの構造・組織に直接アプローチするストレッチに意識を向けていきましょう。

第4章

SAKAI'S METHOD

# よくある疑問を完全解消! ひざの不調対策Q&A

FOR KNEE PAIN

Q QUESTION

## ストレッチの種類が、私にはちょっと多いです。すべてをやらないといけませんか？

A ANSWER

## 最初は1～2種類からでもいいので、とにかく始めることが大切です

本書をここまで読んでいただいたなら、すべてのストレッチにとても重要な意味があることはご理解いただけたと思います。それぞれの手法は、皆さんのひざの痛みや動かしづらさをできるだけ効率的に改善・解消できるよう、トラブルの原因にさまざまな角度からアプローチできるようにしています。ですから本来は、すべてのストレッチをひととおり実践していただきたいところです。

しかし、生活スタイルなどによって、「すべてを一度に行うのは難しい」という人もいらっしゃるでしょう。その場合は、**1～2種類でもいいので、とにかく始めてみてください。**なにもしないでいるよりも、スタートすることが大切です。

ちなみに、各種セルフケアのほとんどは、「さぁ、やるぞ!」などと気合いを入れなくてもできるものです。例えば、44〜57ページの基本のストレッチなどは、テレビを観ながらでも行えます。その他のストレッチも、仕事や家事の合間のちょっとした時間ですぐにできます。

あまり堅苦しく考えすぎず、ひざ痛に対処する第一歩を踏み出していきましょう。

Q
QUESTION

## ひざの水抜きを定期的にしていても、ストレッチをして大丈夫ですか?

A
ANSWER

## まったく問題ないので、ぜひ行ってください。「水がたまらなくなった」という実例も多数あります

いわゆる**「ひざの水」の正体は、滑膜から分泌される関節液（滑液《かつえき》）です。**そして、ひざの関節内に炎症が起きると、その滑液が過剰に分泌されることで「ひざの水がた

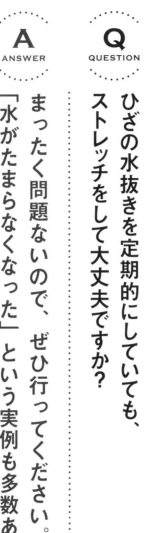

まった状態」になります。

水がたまりすぎると、**関節内の内圧の高まりによってひざ周りが腫れ、ひざを曲げにくくなったり、痛みを感じたりします。**洋式トイレに座るのもキツいほどの状態なら、病院で水抜きをしてもらうといいでしょう。当院の患者さんでも、昔から通っている病院でひざの水を抜いてもらっているケースがよく見られます。しかし、それらと併行して、ストレッチなどのセルフケアも行っています。

ひざの水抜きは、いわば対症療法であり、「今あるトラブルを抑えようとするもの」と考えてください。一方、本書でご紹介しているストレッチなどのセルフケアは、「トラブルを根本的に解決しようとするもの」です。

つまり、両者は違う方向性でひざにアプローチしているので、**同時併行しても、なにも問題はありません。**

むしろ、ひざの水抜きを定期的にしている人ほど、トラブルの解決を病院任せにする傾向があるので、ぜひ自発的に積極的なセルフケアをしていただきたいと思います。ストレッチの実践などにより、ひざ関節内の炎症の原因になっていた「ひざ周りの組織にかかっていた余計な負荷」が軽減され、「ひざに水がたまらなくなった」と口にする人や**「痛みから、やっと解放された」**という人が数多くいらっしゃいます。

なお、**ひざの水抜きの回数・ペースを少しでも減らしたい**なら、いつも水がたまる範囲にフェイスタオルやサポーターを巻いておくといいでしょう。それらが押す圧により、水がたまりにくくなります。ただし、あくまでも「臨時措置的な対処」なので、ストレッチなどのセルフケアで根治を目指すよう心がけていただきたいと思います。

Q QUESTION

## 痛みや動かしづらさがよくなってからも、ストレッチは継続したほうがいいですか?

A ANSWER

## 回数や種類を少なくしてもいいので、できるだけ続けていきましょう

ひざの痛みや動かしづらさがよくなったということは、問題のあった関節・筋肉などの状態が改善し、以前よりもひざ周りの機能が向上しているということでしょう。

しかし、ここでうっかり油断して、ひざ痛につながった「悪い生活習慣」を繰り返してしまうと、再び不調が現れてしまうでしょう。そのため、**症状がひとまず解消されたとしても、しばらくはストレッチを続けることをお勧めします。**

実践する頻度を下げて、1日1回でもOKです。また、何種類かのストレッチをしていたところを、**基本のストレッチの1〜2種類に絞って行う**だけでもかまいません。

全身の関節や筋肉は、歯車のように連携しています。ストレッチを続けることで、再発防止だけでなく、ますます健康な体作りにつなげてください。

Q QUESTION

**しゃがみ込むたびに、ひざから音がします。痛みはないのですが、あまりよくないですか？**

A ANSWER

**今のところは痛みがないとしても、適切なケアを始めることをお勧めします**

しゃがむなど、ひざを曲げるときに出る音には、いくつかの種類があります。そして、それらの音がする理由については、いくつかの説があります。例えば、たまに出る「ポキッ」という軽めの音については、急に動いたことで関節液（滑液）に気泡ができ、その気泡が関節内の圧の高まりによって弾けた音と考えられています。

しかし、**しゃがみ込むたびに毎回音が出る**となると、**大腿四頭筋《だいたいしとうきん》の腱がいつも張りつめた状態になっていることが関係している**と思われます。

これは、ひざを曲げていることが多い人によく見られる症状で、本来は当たらないはずのお皿の骨（膝蓋骨《しつがいこつ》）や太ももの骨（大腿骨《だいたいこつ》）、ＰＦ関節（膝蓋大腿関節《しつがいだいたいかんせつ》）に、腱が当たったりこすれたりして、そのときに音が出ているのです。

「音がしているだけで、痛みはない。だから大きな問題はないだろう」と考える人は少なくありません。しかし、その状態を放っておけば、腱はどんどんダメージを受けて炎症が起こり、痛みを発生させる可能性があります。

また、その音が出ているということは、**ひざのＰＦ関節が動く際の余裕がなくなっていることを意味しています。**ですから、関節内のスペースがいっそう狭まったり、軟骨がすり減ったりして、さらに痛みの原因を増やすことにもつながっているのです。

せっかく音に気づいたこの機会に、適切なケアを始めましょう。具体的には、**「ひざ押しストレッチ」**（52ページ参照）、**「太もも伸ばしストレッチ」**（60ページ参照）、**「入浴ひざ曲げ伸ばし」**（68ページ参照）、**「ひざのお皿回し」**（70ページ参照）をお勧めします。

同じ症状が現れていた当院の患者さんは、これらのストレッチを始めてひと月もすると、ひざからの音はほとんど出なくなっています。そして、将来的なひざのトラブルを回避できたと、たいへん喜んでいらっしゃいました。

Q
QUESTION

**家族から、「ひざが痛いなら、まずやせたら？」と言われるのですが、減量を優先すべきですか？**

A
ANSWER

**まずは、ひざ痛対策を優先してください。減量は、痛みの軽減・解消後に検討すればいいでしょう**

肥満は、確かにひざに負荷がかかるので、ひざにとってよくありません。

ただし、あまりに減量（ダイエット）にとらわれると、「ひざ痛の改善・解消」よりも「やせること」が目的のようになってしまいます。すると、ひざに悪い運動まで始める人もいるかもしれません。これでは本末転倒です。

また、ひざ痛を抱えている人のすべてが太っているかというと、実際はそんなことはありません。標準体重の人でも、やせている人でも、変形性膝関節症が進行したり、ひざ周りの組織に異常が起きたりして、痛みの悪化に困っているケースは数え切れないほど見ています。

ですから私は、ひざ痛対策をとりあえず優先するのがいいと思います。

本書にあるストレッチを行って、ひざの関節・筋肉などの動きをよくする。こまめに歩くようにもする。そうすれば、ひざの痛みが改善・解消されていくうえ、**自然に消費カロリーが増えて、ダイエットにもつながっていきます。**

ひざの痛みがよくなった後でも体重が気になるようであれば、そこからダイエットを始めればいいのではないでしょうか。

Q
QUESTION

## ひざの健康のためになるような靴選びのポイントを教えてください

A
ANSWER

## ブーツをなるべく避けるなど、靴選びには3つのポイントがあります

「普段履いている靴底のチェック」と「ひざの健康」の関係については、98ページでご説明しました。そこで、ここでは**「靴のデザインやタイプ」と「ひざの健康」の関係**についてお話しします。

靴を買い替えるときや、歩いている時間が長くてひざへの負荷を少なくしたいときなどに、参考にしてください。

靴選びをする際には、次の3つのポイントがあります。

**❶靴の内側や中敷きにクッション性があること**

これは文字どおり、ひざへのダメージを軽減するクッション性を確保するためです。

自分の体重からの負荷や、地面からの衝撃を和らげるために、靴の内部のクッション性を活用しましょう。

**❷サンダルやミュールなど、かかとが固定されていない靴をなるべく避けること**

靴に足を入れたとき、かかと部分がある程度固定されていないと、少し動いただけでも下半身が不安定になります。歩くともなれば、体はバランスを取ろうとして、ひざを曲げ続けるようになります。

ひざが曲がり続けた状態が問題であることは、36ページや、52ページでお伝えしたとおりです。ぜひ、かかと部分がフィットする靴を選ぶようにしてください。

**❸ブーツやバスケットシューズなど、足首が隠れる靴をなるべく避けること**

足首が隠れている＝足首が固定されていると、歩くのが楽なようにも感じられますが、実はひざにとってはよくありません。

きちんと歩き、ふくらはぎの筋肉（腓腹筋《ひふくきん》）のポンプ作用をきちんと働かせるには、歩行時に足首を動かし、かかとからつま先までが順に地面から離れる動作を繰り返す必要があります。
しかし、足首が固定されてしまうとそれができず、地面を「する」ように歩くため、つまずくリスクが高まります。さらに、体のバランスを取るために、❷の場合と同じくひざが曲がってしまうのです。
ちなみに、**ヒールの高い靴は、慣れている人なら履いてかまいません。**ひざが曲がらず、93ページのポイントをおさえた「ひざにいい歩きかた」ができるなら、OKです。ただし、長時間履き続けると、ふくらはぎが緊張しすぎてポンプ作用が働かなくなり、血流悪化を招くことがあるので、注意してください。

Q
QUESTION

**ひざが痛くなってから、足裏も痛み始めました。なにか関係がありますか？**

A
ANSWER

**大いに関係している可能性があります。早めのセルフケアを心がけましょう**

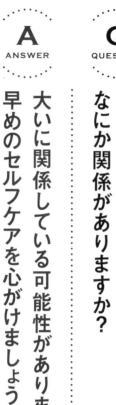

全身の関節や骨、筋肉や靱帯などは、連携しながら機能しています。第3章でご説明したような「悪い姿勢に由来するひざ痛」が起こるのは、そのためです。さらに言うと、**ひざ関節が悪い状態だと、トラブルは「ひざから下」にまで波及していきます。**

ひざの調子が悪化するほど、ふくらはぎの筋肉（腓腹筋）はオーバーワークを強いられ、緊張・硬直を招きやすくなります。ひざの関節は「曲がっているのが普通の状態」になってしまい、足首の関節（足関節《そくかんせつ》）の動く範囲も狭まっていきます。こうなると、体の重心は必然的に前方へ偏ります。

すると、足裏や足の指にも、悪影響が出てしまうのです。具体的にはまず、**足裏の「横のアーチ」が崩れてしまいます。**

本来、人間の足裏には、橋の形のように中央部分が上方へカーブした「アーチ」が3本あります。これらのアーチは、足裏の筋肉と靱帯によって成り立っています。

- 親指のつけ根から小指のつけ根に向けてある**「横のアーチ」**
- 親指のつけ根からかかとに向けてある**「縦の内側アーチ」**
- 小指のつけ根からかかとに向けてある**「縦の外側アーチ」**

通常は、これら3本のアーチが協力し合い、地面から受ける衝撃を最初に和らげています。それと同時に、体の全体重を支えながら重心を安定させ、足指で地面をしっかりつかむように歩くことにおいても、大きな役割を果たしています。

ところが、前述したように重心が前方に偏ると、「横のアーチ」が崩れ、足裏の前方から足指に過剰な負荷がかかってしまいます。その結果、**「足裏の痛み」**を感じたり、**「外反母趾」**や**「中指のつけ根付近のタコやマメ」**が現れたりするのです。

関節・骨・筋肉・靱帯の「負の連鎖」がここまで進行する前に、本書で紹介したストレッチや、新生活習慣を実践して、早めのセルフケアを心がけていただきたいと思います。

ひざ痛とともに、これらの症状が現れたら、失われたアーチを復活させるセルフケアも行ってください。代表的なセルフケアの**「タオルギャザー」**のやりかたは、左ページを参考にしてください。

ひざのケアとともに、こうした足裏のケアも行えば、ひざや足裏の痛みは改善・解消に向かうはずです。

## 「タオルギャザー」のやりかた

1 バスタオルなど大きめのタオルを、自分から見て「縦に長い状態」で床に広げ、タオルの端に両足を乗せる。

2 両方の足指の力だけを使って、タオルを自分のほうへたぐり寄せる。
回数の目安は、1日1～3回。

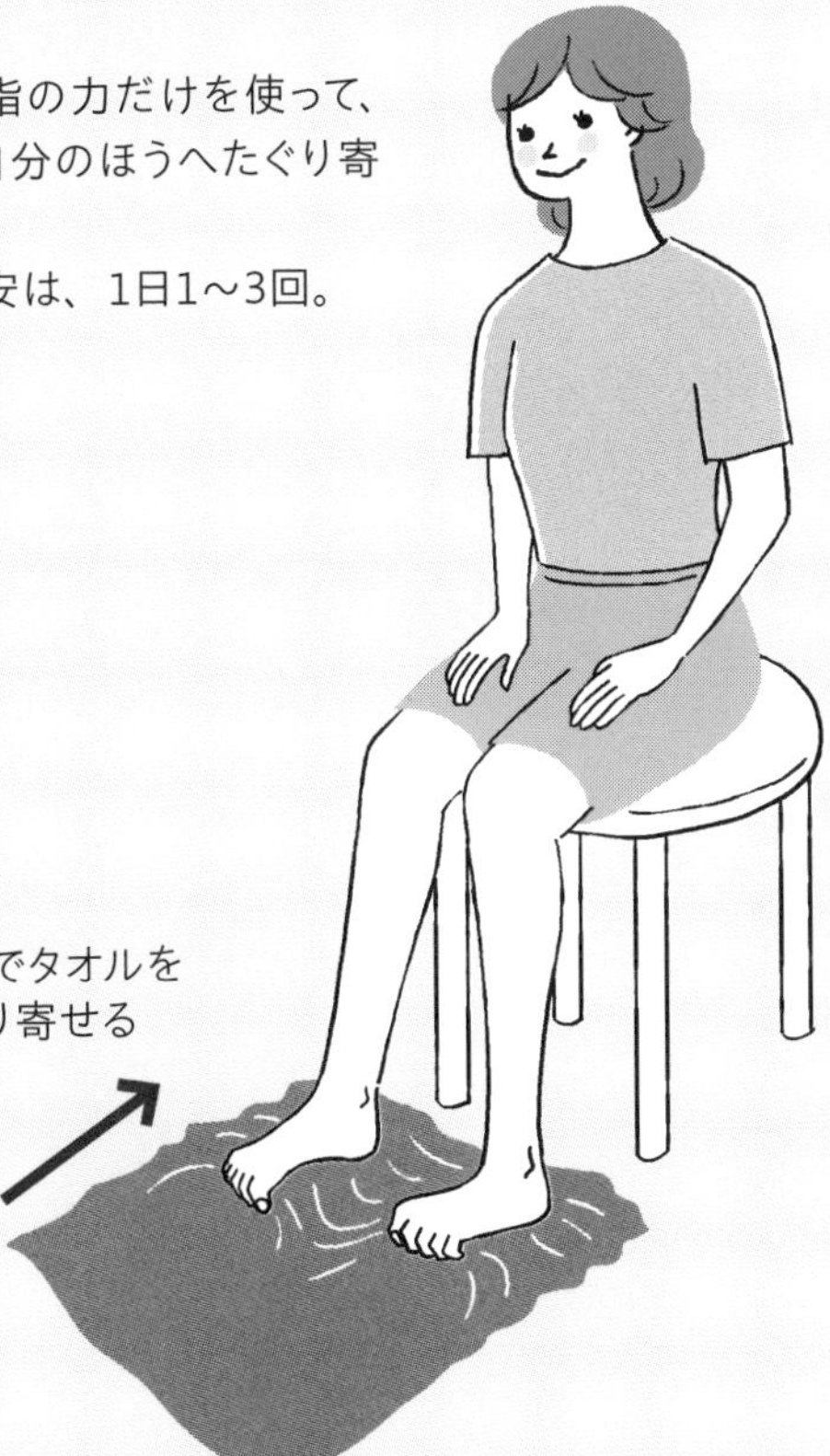

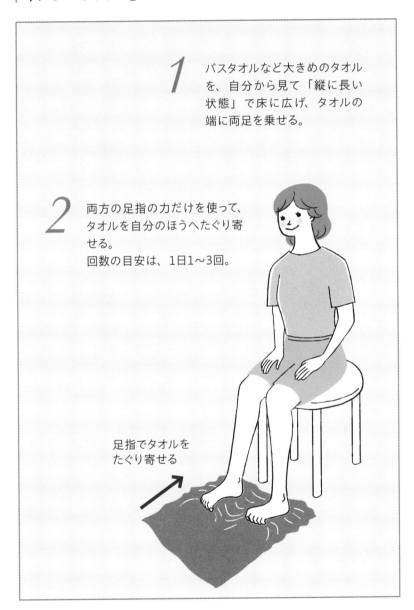

Q
QUESTION

## 変形性膝関節症と間違えやすい病気って、けっこうあるのですか?

A
ANSWER

## すでにご説明したもののほかにも、いくつかありますから注意してください

本書ではここまで、**「ひざ周りの脂肪体」**(30ページ参照)、**「滑膜&関節包」**(32ページ参照)、**「筋肉&腱・靭帯の付着部」**(34ページ参照)の異常をはじめ、変形性膝関節症に限らず、ひざ痛全般について詳しくお話ししてきました。

そして、それらの組織の異常は、変形性膝関節症と間違えやすいひざ痛であると同時に、「慢性的なひざ痛の主な原因」でもあります。

ただし、さらに細かくみるならば、ほかにも**「変形性膝関節症と間違われやすい痛み」**が現れる疾患があることは事実です。

そこで、主なものを次ページの表に簡単にまとめました。気になる症状がある人は、整形外科などを受診してください。

## 変形性膝関節症と似た痛みが現れる疾患

| | |
|---|---|
| オスグッド病 | ●膝蓋靱帯《しつがいじんたい》と脛骨《けいこつ》の付着している部分に炎症が起こって痛む疾患<br>●成長期でスポーツをしている生徒・学生の年代に多く現れる |
| 関節リウマチ | ●本来は外からの異物に対して体を守る免疫システムに異常が起こり、自分の体の一部を攻撃してしまう自己免疫疾患<br>●一般的には、手首や手足の指などの関節から痛み・こわばりなどが起こるが、人によってはひざの関節から痛むこともある<br>●正確な原因はまだはっきりわかっていないが、関節の痛みに加え、貧血・発熱・倦怠感・食欲不振などの症状が現れることがある |
| 偽痛風《ぎつうふう》 | ●ピロリン酸カルシウムという物質が関節内にたまり、急激な痛みが突然起こる疾患<br>●高齢の女性に多く現れる<br>●痛風と同様の関節炎の症状を起こすが、痛風と違い、尿酸値の上昇は見られない<br>●ひざ関節をはじめ、足首や肩などの関節にも発症する |
| 痛風 | ●尿酸という物質が関節内にたまることで突然痛みが起こる疾患<br>●一般的には、足の親指のつけ根から痛み出すが、ひざに痛みが現れることもある |
| ベーカー嚢腫《のうしゅ》 | ●変形性膝関節症の合併症としてしばしば起こる疾患<br>●この疾患自体の痛みはそれほど強くないが、ひざの裏側に水がたまって腫れた状態になり、ひざが完全に曲がらないなどの症状が現れる |

## 明るい未来に向かって、ひざを伸ばして歩みましょう

ひざ痛は、私たち日本人にとっての「国民病」です。

「そんな大げさな……」と思う人もいらっしゃるかもしれませんが、間違いなく「克服すべき国民病」なのです。

2013年の厚生労働省の調査・研究発表によると、ひざ痛を抱えている人は1800万人（男性710万人・女性1090万人）もいるとされています。

また、変形性膝関節症をはじめとしたひざ痛に対して、高齢者特有の病気という印象を持っている人もいるかもしれませんが、実情はそんなこともありません。当院には、30代でひざ痛を訴える患者さんが多数来院されています。

さらに、慢性的なひざ痛を感じている女性（40~70代・2871名）を対象に行われた、再生医療に使われる細胞を製造（加工）するセルバンクが行ったアンケート調査では、**40代で発症した人が36・5%**を占め、他の年代で発症した人たちと比べて最も多い割合になっているくらいです。

本書を手に取ってくださったということは、あなた自身、あるいは身近な人に、ひざの問題が現れているのだと思います。年齢が30代後半以降であるならば、この機会にひざときちんと向き合っていただきたいと思います。

また、おどすわけではありませんが、もしも年齢が65歳以上であるならば、待ったなしの状況にあると考えてください。

88ページでお話ししたように、**人間にとって重要な「腰」「首」「ひざ」の関節トラブルは、連鎖するように広がっていきます。**男性の場合は「腰→首→ひざ」の順で、女性の場合は「首→腰→ひざ」の順で関節が崩壊していきます。

つまり、最終的に訪れるのは、ひざ関節のトラブル。その先にあるのは、寝たきりや要介護になる危険度が高い「ロコモティブ・シンドローム（ロコモ）」の状態です。

ですから、**65歳以上の年齢**になっていて、**腰痛や首痛などを経験したうえでひざ痛を患っているなら、「ロコモの一歩手前」にいる**と真剣にとらえ、ひざ痛にしっかりと向き合い、対処していただきたいのです。

そのためにも、ぜひ本書をフル活用してください。

ご自分のひざにきちんとケアを施し、それを継続していれば、関節の機能を維持できます。そして、たとえ65歳以上でも、腰痛や首痛を経験しているとしても、ひざの関節に本来備わっている機能をキープしていくことで、**寝たきりになったり介護を必要としたりせずに済むのです。**

ひざの痛みや動かしづらさが改善・解消されると、精神状態も明らかに変わります。もう、ひざ周りの不調に苦しみ、立ち止まっている必要はありません。今こそ、ひざ痛と決別して、明るい未来への第一歩を踏み出すときです。

皆さんそれぞれにとっての「理想の自分」に向かって、ひざを伸ばして歩みを進めていきましょう。

2024年5月

さかいクリニックグループ代表　**酒井慎太郎**

## ■参考文献・資料


- 酒井慎太郎『変形性膝関節症は自分で治せる！』（Gakken）2017 年
- 酒井慎太郎『痛みの元凶を自分で治す ひざ痛ほぐし1分ストレッチ』（徳間書店）2022 年
- 酒井慎太郎『膝をきちんと伸ばしなさい！ さかい式膝痛完治メソッド』（講談社）2014 年
- 酒井慎太郎『1日1分！ ひざトレ 変形性膝関節症は自宅で治せる！』（内外出版社）2021 年
- 日本整形外科学会診療ガイドライン委員会ほか『変形性膝関節症診療ガイドライン 2023』（南江堂）2023 年
- 早川雅代ほか「症例研究 変形性膝関節症患者の疼痛についての検討：813 例のX線分類と圧痛の関連」整形外科リハビリテーション学会学会誌 2016; 18: 51-5
- SF Dye, et al. Conscious neurosensory mapping of the internal structures of the human knee without intraarticular anesthesia. Am J Sports Med 1998; 26: 773-7
- 吉村典子ほか「膝痛・腰痛・骨折に関する高齢者介護予防のための地域代表性を有する大規模住民コホート追跡研究」2012 年（厚生労働科学研究費補助金／疾病・障害対策研究分野／長寿科学総合研究事業より）
- 株式会社セルバンク「膝の痛みとその治療法に関する調査」https://cellbank.co.jp/news/210618_r/（参照 2024-04-11）



| | |
|---|---|
| 装丁 | 鈴木大輔（ソウルデザイン） |
| 本文デザイン | 仲條世菜（ソウルデザイン） |
| DTP | センターメディア |
| イラスト | 秋葉あきこ |
| 撮影 | 山上　忠 |
| 構成 | 松尾佳昌 |
| 編集協力 | 泊　久代 |
| 校正 | 佐藤春子、脇本直美 |

## ■著者プロフィール

**酒井慎太郎《さかいしんたろう》**

さかいクリニックグループ代表。千葉ロッテマリーンズ元公式メディカルアドバイザー。朝日カルチャーセンター講師。柔道整復師。テニスボールを使用した矯正の考案者。整形外科や腰痛専門病院などのスタッフとしての経験を生かし、腰・首・肩・ひざの痛みやスポーツ障害の疾患を得意とする。解剖実習をもとに考案した「関節包内矯正」を中心に、難治の腰痛、首痛、肩こりの施術を行っており、プロスポーツ選手や俳優など多くの著名人の治療も手がけ、施術実績100万人以上。TBSラジオ「腰痛おさらば塾」を15年間担当。雑誌『週刊ポスト』（小学館）で「健康寿命を100歳まで延ばす ゴッドハンド伝授3分体操」連載中。テレビ番組では「神の手を持つ治療家」として紹介されるなど、マスコミ出演も多数。著書『自分で治せる！』シリーズ（Gakken）の一部は実用書としては珍しく、ドイツ語などに翻訳されヨーロッパ全域で読まれている。YouTubeチャンネルも開設し、好評を博している。

YouTubeチャンネル「さかい関節痛おさらば塾」
https://www.youtube.com/@sakaicg

図解　今すぐ治せる！　変形性膝関節症・ひざ痛

2024年6月11日　　初版第1刷発行

著　　者　酒井《さかい》　慎太郎《しんたろう》
発 行 人　土屋　徹
編 集 人　滝口　勝弘
編集担当　谷口　陽一
発 行 所　株式会社Gakken
〒141-8416 東京都品川区西五反田2-11-8
印 刷 所　TOPPAN株式会社

●この本に関する各種お問い合わせ先
本の内容については、下記サイトのお問い合わせフォームよりお願いします。
https://www.corp-gakken.co.jp/contact/
在庫については　Tel 03-6431-1250（販売部）
不良品（落丁、乱丁）については　Tel 0570-000577
学研業務センター　〒354-0045 埼玉県入間郡三芳町上富279-1
上記以外のお問い合わせは　Tel 0570-056-710（学研グループ総合案内）